# ESSAI

## PHYSIOLOGIQUE

### SUR

# LA GANGRENE HUMIDE.

# ESSAI

## SUR LA NATURE

### ET LES PROGRÈS

#### DE

## LA GANGRENE HUMIDE,

### VULGAIREMENT DITE

# POURRITURE;

*Maladie chirurgicale assez fréquente dans les Hôpitaux, considérée comme la cause & l'effet de l'impureté de l'air inséparable de ces Maisons.*

---

*Sed hoc, quidquid est, utilitas excogitavit. Quintil. lib. 3. cap. 13.*

---

Par *M. H. J. POINTE*, ancien Eleve en Chirurgie, de l'Hôpital-général de Notre-Dame de Pitié du Pont du Rhône & grand Hôtel-Dieu de la Ville de Lyon.

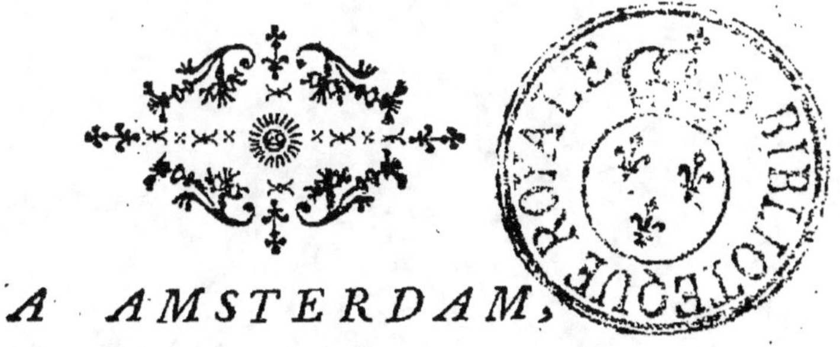

## A AMSTERDAM,

*& se vend à LYON,*

Chez **JACQUENOD** pere & **RUSAND**, Libraires, rue Merciere, vis-à-vis rue Tupin.

---

M. DCC. LXVIII.

# AVERTISSEMENT

## DE L'ÉDITEUR.

UN Eleve de l'Hôtel-Dieu de Lyon m'a communiqué des observations qu'il a faites dans cette Maison. Je les ai jugées trop utiles à l'humanité pour en priver le Public. J'espere qu'il me saura gré du zele que je lui témoigne. *L'Auteur*, en travaillant à ce recueil, étoit bien éloigné de croire qu'il fût digne de l'impreſſion ; il l'avoit plutôt fait pour ſe rendre compte de ſes études que pour s'ériger en Maître : telle eſt la cauſe des négligences de ſon ſtyle. Je n'ai pas jugé à propos de lui faire aucune correction, parce que dans le genre didactique, l'on doit sacrifier l'utile à l'agréable : *Ornari res ipsa negat, contenta doceri* *. Je ne saurois trop exhorter les jeunes Eleves en Chirurgie de lire cet Essai & de concourir à le perfectionner par leur étude & leurs travaux : si le succès ne répond pas à

---

* Manilius.

*leur zele , ils auront du moins la gloire d'avoir voulu être utiles.*

ESSAI

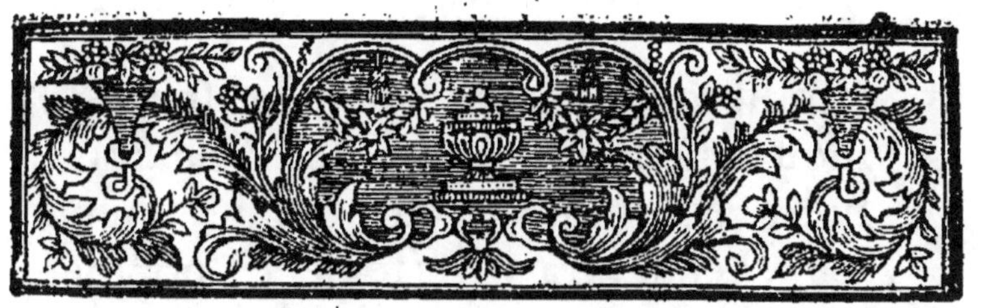

# ESSAI



*SUR*

# LA GANGRENE

*HUMIDE.*

*La décompofition des corps eft une
fuite rétrograde des mouvemens de
leur compofition , ordinairement
beaucoup plus rapides, modifiés par
des agens communs , & déterminés
en des progrès plus ou moins confidérables , fuivant leur concurrence
& leur combinaifon ; c'eft ce que l'on
va effayer de démontrer.*

1. A fanté parfaite du corps
humain fuppofe, non feu-
lement l'intégrité de tou-
tes fes parties correfpondantes à leur

A

équilibre, mais encore une suite de mouvemens qui, confidérés en totalité, & comme n'en faifant qu'un feul, tendent à directement s'oppofer à toute intervention d'action fpontanée * intermédiaire.

2. Peu d'hommes jouiffent de cette bonne difpofition (1) de leur corps, ou, pour mieux dire, aucun homme ne paffe fa vie, pour peu qu'elle foit prolongée, fans fubir les effets d'une altération marquée, qui quelquefois même fe trouve continuée depuis fa naiffance jufqu'à fa mort.

3. Comme l'on ne trouve formellement dans la nature aucune fubftance qu'on puiffe proprement regarder comme fimple, il eft conftant que la variété du mixte le fait jouir par-tout d'un principe moteur, qui, en conftituant fon exiftence, tend à

---

* L'action fpontanée eft celle qui, par une intrinfeque décompofition de fubftance, prend le deffus fur les caufes actives & fenfibles qui déterminent l'organifation d'une partie. C'eft proprement la maladie dans le corps humain. Voyez ci-après, n°. 16.

la deftruction *. Tout corps deftiné & employé à notre nourriture contient en lui-même, dans un plus ou moins grand degré, ce principe, qui ne doit point être fouftrait à l'action des vaiffeaux humains qu'il doit parcourir, lefquels, fuivant leur nature, lui impriment, chacun à leur tour, une forme différente, qui eft fucceffivement variée jufqu'à expulfion de ce même corps alimentaire, qui devient excrément. Si les uns ou les autres de ces vaiffeaux viennent à manquer en quelque point leur jeu, les fubftances à eux foumifes fuivront néceffairement le penchant de leur principe moteur, & cefferont d'être conformes à la réaction fucceffive qu'elles doivent fubir de la part d'autres vaiffeaux, par où

---

* Le grand Boerhaawe nous a dit: *que la même chofe qui nous fait vivre, nous détruit inévitablement.* Ce principe eft applicable à tous les êtres créés, puifqu'il n'y en a aucun qui avec le temps ne foit fucceptible par lui-même, non feulement de fa décompofition, mais encore de fa deftruction la plus parfaite.

les loix de la circulation les oblige-
ront de paffer : mais ce défaut de
correfpondance eft le plus ordinairement fi léger & fi infenfible , au
point même qu'il ne produit ni obf-
truction ni maladie ; il laiffe feulement à la fubftance alimentaire
cette qualité , connue en médecine
fous le nom de *crudité* , mais fimple,
qui , avec les modifications qu'elle
a reçues des vaiffeaux humains , la
rend , après fon expulfion , fufceptible
de mouvemens fpontanés , plus forts
& plus confidérables ; de-là , l'odeur
fétide & puante des excrémens dans
ces cas.

4. De-là ( 3 ) il eft clair que , fi
l'homme jouiffoit de cette parfaite
fanté ( 1 ) , les excréments , même les
plus groffiers de fon corps , ne devroient , à leur fortie , avoir contracté
& encore moins répandre prefque
aucune odeur fétide ni puante , fi ce
n'eft lorfqu'ils ont fubi les effets de
l'altération que lui impriment l'air &
les autres agens extérieurs de leur
décompofition : il eft probable même

que certaines fubftances, prifes par la
bouche, ne conferveroient pas à leur
excrétion leur odeur caractériftique,
comme font la thérébentine, le fro-
mage, &c. ce qui n'arrive que parce
que leur parfaite digeftion ne peut
s'opérer que fur une quantité de ces
fubftances beaucoup moindre que celle
fous laquelle on les prend ordinairement. Or, à ce titre, il fembleroit
concluant qu'aucun homme n'eft fain;
c'eft cependant du réfultat des circonftances qui accompagnent cette imparfaite fanté, état qui néanmoins n'empêche pas de vivre, qu'il faut prendre,
quoiqu'encore bien confufément, le
principe de l'impureté de l'air dans les
Hôpitaux.

5. En général donc la puanteur &
la fétidité d'un corps quelconque
n'arrive qu'en conféquence de fon
altération par les effets commencés des
mouvements fpontanés, c'eft-à-dire,
par la décompofition de fes parties
intégrantes, fuite des premiers mouvemens naturels, abolis, détériorés,
enfuite augmentés, & par les caufes

concurrentes à cette même décompofition, combinés à dégénérer en mouvemens intrinfeques tout oppofés ou
contre nature.

6. L'air n'eft jamais pur, il eft
toujours plus ou moins chargé des
corpufcules qui s'exhalent de la terre,
de l'eau & des autres parties que
fupportent ces deux élémens ; fon
élafticité eft un effet réfultant de fes
autres qualités, dépendant principalement de fon étendue & de la liberté
de fes principes néceffaires à la tranf-
migration des particules de toutes les
natures, qu'il ne peut éviter d'abforber continuellement des corps qu'il
environne.

7. Plus les corps fubfiftent par des
mouvemens différens, plus cette même variété de mouvemens fe trouve
en défaut de proportion avec leur
vîteffe & leur quantité fpécifique dans
les corps qui les fubiffent ; & plus la
chaleur & l'évaporation y font grandes,
moins par conféquent leur vie eft durable
en général. Quelque petites & quelque
nombreufes que foient les particules

exhalantes d'un córps , elles doivent néceffairement y être remplacées par l'air ou par d'autres parties que cet élément y envoie ou qu'il y accompagne.

8. L'air fe trouve par - là (7) chargé de corpufcules de bien différente nature , & c'eft pour cet élément une digeftion à faire que de les purifier, c'eft-à-dire, de rendre homogene le réfultat de tous ces mêlanges , dont les parties les plus groffieres doivent être les premieres à fe trouver précipitées.

9. Une maladie ne fauroit exifter dans un corps animé , ou du moins la nature ne fauroit procéder à la guérifon d'un malade fans addition (7) de mouvement dans fes agens ; de-là une raifon palpable de la quantité néceffairement augmentée de la tranfpiration ; de-là vient pour l'air un commencement d'indigeftion ( 8 ), ou , pour mieux dire, un principe de putréfaction pris dans fon origine , quoique l'effet putride foit encore bien éloigné , vu la fimplicité des caufes.  A 4

10. La chaleur, l'humidité, l'air, la ceſſation du mouvement commun ou de totalité, ſont les cauſes inſenſibles des mouvements ſpontanés, premier pas de l'impureté à la putréfaction : les trois premieres de ces cauſes exiſtent plus ou moins dans tout corps animé, & la derniere met toujours les autres en jeu plus ou moins promptement, ſuivant les forces combinées de leurs agens intrinſeques.

11. Un homme parfaitement ſain (1), paſſant dans un air infecté, diminue plutôt qu'il n'augmente la force de l'infection, parce qu'il prend ſur ſon compte au moins tout ce que la chaleur & l'humidité (10) de ſon tempérament a pu procurer d'augmentation dans les cauſes putréfiantes ou ſimplement d'impureté: voilà pourquoi une épidémie rend, en premier lieu, réverſibles ſur ſon eſſentiel caractere, tous les effets des cauſes morbifiques qu'elle doit mouvoir ; pourquoi elle perd enſuite de ſa vigueur en ce genre, à meſure qu'elle s'étend ſur un plus grand nombre d'habitans dans un

pays ; pourquoi elle éteint fa violence , & enfin fon regne tyrannique , à force de partager à plus de perfonnes la véhémence de fes agens maladifs. C'eft ainfi qu'un homme infecté de quelque vice gagne plus qu'il ne perd , pour l'amélioration de fon état , en fréquentant une autre perfonne parfaitement faine , toujours au détriment de celle-ci : voilà pourquoi un homme ayant récemment contracté une gonorrhée , ayant enfuite affaire avec une jeune perfonne entiérement exempte de tout vice & parfaitement faine , peut fe délivrer de fon affection ou en diminuer la virulence , en la communiquant à la pauvre victime de fa débauche : voilà encore , par la même raifon , pourquoi un homme fort avancé en âge rajeunit fes jours , en fréquentant une jeune & très-faine perfonne.

12. Plus l'homme s'éloigne de cet état de fanté (1), plus il ajoute, dans ce cas (11), à la force de l'infection putride, & plus il en contracte. La compenfation de cette communica-

tion , réciproquement contagieuse ,
roule sur le degré d'action variée des
principes putréfians de son athmofphere dans le lieu infecté où il entre ,
& sur le même degré de détérioration
de son individu.

13. Suivant tous ces principes
(1 à 12), il est évident que, plus il y
a de malades & de maladies dans une
salle, plus ces malades & ces maladies
sont de nature différente , moins une
salle est grande, élevée, moins l'air
intérieur y communique avec l'exté-
rieur *, plus la chaleur y est grande
au-delà de celle qu'on doit exiger
pour les malades , plus l'humidité &
la fétidité dans une salle font fenfibles ; & plus les difpofitions à la
putréfaction ou l'impureté de l'air
feront grandes , dangereufes & à
confidérer.

---

* Cette communication a & doit avoir cependant des bornes pour la falubrité des corps ,
& pour donner en conféquence moins lieu aux
effets de la putréfaction; fon excès tout comme
fon défaut peuvent être également dangereux
par des raifons oppofées & différentes.

14. C'eft un fait conftamment avéré en Phyfique, que l'approximation des corps tend à les naturalifer ou à les dénaturalifer uniformément : de-là la tendance des fubftances à devenir homogenes par leur affemblage, en quel lieu que ce foit, fuivant cependant l'éloignement de leurs propriétés & la difpofition de leur nature effentielle à s'incorporer ; de-là les genres de corps effentiellement différens d'un lieu à un autre ; de-là les difpofitions propres à chaque pays, à chaque lieu, à chaque partie ; de-là, en un mot, les affections *pandémiques*, & tout cela, parce que la nature, qui n'eft jamais ftable *, tourne toujours fes pas du côté où la force fupérieure de fes agens domine.

15. Le degré d'impureté de l'air, dans une falle de malades, modifié par tant de circonftances (13), reçoit encore, de la part des corps humains qu'elle renferme, des gradations trop

---

* Voyez les raifons du cours de la nature néceffairement fans interruption pour une bonne fanté, ci-après nos. 26, 27.

marquées pour ne pas apprécier leur
influence réciproque fur les principes
putréfians déjà exiftans dans l'athmofphere.

16. On entend par mouvement
fpontané, celui qui paroît naître, s'ac-
croître & fe continuer de lui-même
fans le concours d'aucune caufe fenfible ; fuivant toute la rigueur de cette
définition, établie cependant par les
meilleurs Auteurs *, le corps humain,
pris en totalité, fubiroit les loix d'un
mouvement fpontané, s'il ne fe nour-
riffoit très-fenfiblement par la bouche :
en effet, fi quelqu'homme manquoit
à cette fonction effentielle, on le
verroit bientôt prendre la route des
mouvemens fpontanés les plus confidérables ; d'où il eft prouvé qu'il
approche d'autant plus qu'il s'éloigne
d'une nourriture réglée & fenfible.

17. Les circulations locales, les
mouvemens particuliers dans l'économie animale faine, ne font point
des mouvements fpontanés ; & s'ils

---

* Mr. Quefnai. Mém. Acad. t. 1.

paroiſſent diſtincts ou faire jeu ſépa-
rément de la circulation générale, ils
n'en ſont pas moins, dans l'état naturel, une ſuite de mouvemens, même
bien réglés. L'état contre nature ſeul
exige un concours d'actions différentes qui approchent de la ſpontanée,
comme nous le verrons en développant
la maladie qui fait notre ſujet. On
fait, dans ce cas, revenir la nature
par le même chemin où elle s'eſt
égarée, en faiſant abſorber à tout le
corps cette action ſpontanée dont la
partie affectée veut s'emparer, & cela,
en rendant la nourriture preſqu'inſenſible, ne donnant que des alimens
liquides, peu à la fois & ſouvent;
cette ſage mere travaille par-là ſpon-
tanément à être victorieuſe ſur la
maladie, elle développe toutes ſes
forces plus librement qu'elle ne feroit
dans les cas où une forte nourriture,
& donnée de loin en loin, établit
évidemment la vigueur des fonctions
animales.

18. La digeſtion des alimens eſt
donc eſſentielle à obſerver dans tou-

tes les maladies ; & lorsqu'elle dure
long-temps sans addition de nouveaux
aliments , le concours de ses agens
approche de l'action spontanée : cette
fonction , en tant que naturelle ,
excite dans le corps une douce chaleur à laquelle quelques Médecins ont
comparé la chaleur fébrile de la fievre
*éphemere.* Le but de la nature, dans
ce cas, est de concentrer les mouvements vitaux pour soutenir les efforts
que cette digestion exige , laquelle est
d'autant plus parfaite, que toutes les
parties du corps jouissent d'une santé
permanente (1) : s'il y avoit dans le
corps humain deux parties différentes,
faites pour recevoir séparément des
alimens destinés aux mêmes vues de
chilification, la nature ne sauroit y
résister , ( à part toutefois les cas na-
turalisés par l'habitude , comme dans
certains animaux qui ont plusieurs esto-
machs, même dans quelques hommes
chez qui on a trouvé ce viscere double
ou à plusieurs poches * , cas qui ont

---

* Voy. M. Morgagni , *de sed. & cauf. morbor.* Epist.
XXVI. 31. XXX. 7. 8. XXXVI. 3. & ailleurs.

cependant toujours lieu, sous des conditions qui ne répugnent point à notre
principe.) Il faut donc que cette sage
mere n'ait qu'un objet à remplir à la
fois l'un après l'autre : il eſt apparent
en effet que, lorſque les forces de la
digeſtion ont le deſſus dans la nature,
celles de la ſanguinification, de la
nutrition & autres, ſont toujours
conſidérablement moindres ; & réciproquement. Notez que cette alternative fait un équilibre eſſentiel à
conſidérer.

19. La ſuppuration d'une partie
malade n'a lieu qu'avec addition de
mouvement (9), & en conſéquence
elle eſt toujours accompagnée d'une
augmentation de chaleur locale (7),
& pour peu que l'œuvre en devienne
pénible, ſuivant les obſtacles qu'elle rencontre, toute la machine s'en trouvera
inévitablement plus ou moins ébranlée ; les propagations des oſcillations
naturelles & vitales de tous les ſolides en
ſeront attendries & modifiées à un point
d'exiger la ſanté de toutes les autres
parties du corps (1, 18), pour qu'elle

puisse avoir lieu suivant les vues de la
nature curatrice (17).

20. En conséquence de ce que nous
venons d'avancer (18, 19), l'opération de la digestion des alimens,
d'une digestion même un peu laborieuse, forme, avec la suppuration
d'une partie diamétralement opposée,
deux foyers contra-nitans de chaleur
à peu près naturelle, modifiés par la
supériorité des agens de l'un sur
l'autre : de-là il arrive que, si une
digestion laborieuse lance ses effets
meurtriers sur les procédés des dispositions favorables à une bonne suppuration, il est inévitable que l'une ou
l'autre opération, & quelquefois même
toutes les deux, ne se trouvent léfées
considérablement ; les peines de la
digestion affoibliront nécessairement
& énerveront même les solides destinés à opérer la suppuration ; & réciproquement.

21. De ce méchanisme ( 17, 18,
19, 20) mal compensé, résulte un
défaut d'équilibre, non seulement entre
les parties solides & fluides qui com-
posent

poſent un corps, mais encore entre
ce même corps & ſon athmoſphere ;
de-là ces crudités (3) ; de-là, tôt ou
tard, plus de mouvement dans les
ſolides (9) ; de-là, en un mot, une
augmentation conſidérable dans les
cauſes de l'impureté de l'air.

22. La malpropreté, le ſéjour des
excrémens, des appareils qu'on ôte
de deſſus les ulceres lors des panſemens, l'exiſtence des maladies putrides, principalement des gangrenes
humides, vulgairement dites *pourri-*
*tures*, dans les ſalles, ajoutent encore
beaucoup à la force de l'impureté de
l'air & à ſes ſuites : les proportions
d'action de ces cauſes ſont faciles à
être évaluées, à l'exception de la
gangrene humide, qui, en faiſant
notre objet, ſe trouve conſtamment
& la cauſe & l'effet d'une plus ou
moins grande impureté d'air tendante
à la putréfaction dans un appartement
de malades, & qu'il nous écheoit ici
de développer par ſes progrès.

23. La pourriture, ſuite de la putréfaction, effet des mouvements

fpontanés, que l'impureté fimple, ou plufieurs impuretés combinées ont mis en jeu, arrive toujours chez l'homme en conféquence de la mortification d'une de fes parties. Quoique la malignité des fubftances putrides n'agiffe en général fur les folides humains qu'en les irritant, &c. * la furface d'un ulcere reçoit cependant, à leur premier abord & impreffion locale, des effets bien différens de cette irritation. L'action fpontanée de la putréfaction eft trop foible & trop contraire, comparée à l'action vitale, pour y faire addition des forces, elle tend feulement à les détériorer & à les approprier immédiatement à fa décompofition putride, d'où vient que fon premier effet eft la mortification, fans que j'aie jamais pu obferver, malgré toutes mes attentions, que l'inflammation ait précédé le genre de gangrene humide dont il s'agit : voilà pourquoi, en général, on voit tou-

---

* Voy. Mr. Quefnai. Mém. Acad. tom. r.

jours plutôt pâlir que rougir une
plaie ou un ulcere menacés de pourriture.

24. L'inflammation ne tarde cependant pas à accompagner ces états de
mortification ; bien plus, ce symptôme
arrive d'ordinaire sur les bords d'une
solution de continuité ancienne, immédiatement après que la pourriture y a
pris naissance ; & cela, toujours plus
ou moins promptement, selon que la
nature travaille plus ou moins de
bonne heure à s'opposer à ces progrès
de putridité, & même à les borner ; aussi
cette maladie ne souffre presque pas
de division en complette & en incom-
plette, comme la mortification seche ;
la décomposition des parties, qui en
fait le caractere, ôte à la nature, par
l'action putréfiante, le libre temps de
la révivification ; de sorte qu'une partie
du corps n'est pas plutôt affectée de
pourriture, chez presque tous les
malades que j'ai suivi dans ce genre,
qu'il semble absolument décidé qu'elle
ne reviendra plus à la vie, puis-
qu'elle ne présente d'autre indication

curative que fa féparation d'avec le vif.

25. De la malignité & de la modi-fication des caufes éloignées de la putréfaction, réfultent des caufes pro-chaines & plus génériques. La con-centration des corpufcules impurs, initiés dans les mouvemens fpontanés par tous les agens fufdits, produit bientôt une infection marquée, & par leur intenfité, une contagion générale qui fe communique de deux manieres différentes, ou fenfiblement, ou infen-fiblement. 1°. L'impreffion de la con-tagion infenfible, fur les corps des malades, eft prefque inévitablement continuelle dans les Hôpitaux, & elle eft d'autant plus à craindre, que ces maifons ne font, pour ainfi dire, jamais entiérement exemptes de ce qui ajoute le plus à fa violence *.

---

* La pourriture, le plus grand ennemi de la vitalité dans les Hôpitaux, eft inféparable de ces maifons, elle n'y eft affoiblie, diminuée & même anéantie, que par les grands foins des infirmiers & des infirmieres.

2°. La contagion fenfible & immédiate fe fait par le contact d'une partie faine avec une partie pourrie : cette communication de qualité putréfiante arrive entre deux parties contiguës, & à plus forte raifon, continues par une fuite des raifons (14) établies ; & également de même qu'une pomme, une dent gâtée, en corrompt, en altere bientôt une autre par la partie dont elles peuvent fe toucher, tout comme elles acheveront de fe gâter, fi l'on n'a foin d'en féparer ce qui eft une fois corrompu.

26. Indépendamment de ces (25) agens, la nature, par les difpofitions (18, 19, 20) mentionnées, ouvre fon fein à un autre genre des caufes putréfiantes : cette fage mere tend toujours au bien de fes productions, & cela par des mouvemens d'autant plus continués, (1) que nous ne faurions avoir aucune preuve qu'elle refte jamais un inftant dans l'inaction. Donc, 1°. ou elle peut être arrêtée dans fa courfe, & cela, ou par un affoibliffement général des forces vi-

tales, ou par le défaut des moyens
accessoires au soutien de ces mêmes
forces, imprimés tant sur l'ulcere,
que dans les premieres voies. 2°. Ou
elle peut être troublée, dérangée,
enfin détournée dans sa courfe par
les modifications vicieuses que les
quatre temps des ulceres peuvent
recevoir de la méthode des panfemens.

27. 1°. Hippocrate nous fait en-
tendre que le mouvement progreffif
des fluides & l'action fucceffive des
folides parvenus à l'extrêmité de leurs
propagations, ne fauroient perfifter
ni fe repofer dans le même état ;
qu'il faut donc, ou qu'ils reviennent
au bien de la nature, ou que celle-ci
échoue inévitablement, & tourne en
pire la chancelante difpofition de
l'individu. Cette fage mere ne fauroit
par conféquent être arrêtée dans fa
courfe fans un danger imminent ; ce
qui peut arriver par les variées difpofitions du corps, fans aucune impreffion contagieufe, & par le défaut d'attention de la part des miniftres

de la nature dans tout ce qui peut maintenir les fonctions dans leur exercice réglé. Un Médecin, fur les indications que lui fournit principalement la langue du malade, qui, dans ces cas, m'a toujours paru dans un rapport infini avec fon ulcere, prévient toujours efficacement ces menaces de détérioration, en procurant ou confervant le bon état des premieres, fecondes & troifiemes voies ; un Chirurgien évite également, à la gloire de fon art, ces menaces de détérioration, en aidant la nature des forces dont elle manque par une due & méthodique application de fes reffources fur les quatriemes voies, fieges ordinaires de la nutrition & de la regénération des parties : fi les uns ou les autres de ces moyens manquent, ou fi le moins d'efficacité des uns n'eft pas réparée par le plus d'efficacité des autres ; fi, à plus forte raifon, plufieurs ou toutes ces conditions font, en défaut, l'énergie des folides fé perd, la partie affectée cede à la violence de l'infection, & elle fe

mortifie néceffairement *. De plus
encore , outre la néceffité qu'il y a
de fuivre , d'accompagner , & de
maintenir dans l'état requis , les
temps uniformes que doit parcourir
un ulcere , fes divers degrés de fuppuration , de regénération des chairs ,
&c. exigent encore de notre part
les procédés les plus-fcientifiques ,
quoique partant des points les plus
minutieux : rien en effet de fi épineux
aux yeux des Praticiens, même les
plus éclairés , que d'aider la nature
par des topiques dans la guérifon
d'un ulcere ; on en panfe , on en
guérit tous les jours ; mais applique-
t-on les peptiques , les déterfifs , les
defficatifs , &c. à l'inftant précis où
la nature l'exige ? On croit, à quelques heures, à quelques jours même
près , cela indifférent ; c'eft de-là
cependant , à n'en pouvoir douter ,

---

* *Bene habita athletarum valetudo* ( *feu*
*natura* ) *ad fummum progreffa.....lubrica eft ,*
*cùm non poffit quiefcere , neque in melius pro-*
*gredi , reliquum eft ut in deterius labatur.* ..
Hipp. aph. 3. §. 1. & ailleurs.

que dépendent les moyens d'avancer ou de retarder un peu plus ou un peu moins la cure radicale d'un ulcere ; & ce retard, en expofant plus long-temps le mal à l'infection contagieufe (25), ne devient-il pas une caufe bien fréquente des pourritures dans les Hôpitaux ?

28. 2°. Non-feulement l'on ajoute à l'intenfité des caufes putréfiantes, en ne donnant pas à la nature précifément ce qu'elle exige pour la facilité & l'abréviation de fes démarches, mais encore en lui portant le coup à la gorge par des procédés imprudens & d'autant plus meurtriers qu'ils nous font inconnus ou qu'ils nous paroiffent moins dangereux. Ces caufes, qui ne font que trop communes dans les Hôpitaux, fe déduifent principalement des réflexions fuivantes : 1°. Un malade, qui a la pourriture fur quelque partie de fon corps, eft couché avec un autre qui a un ulcere fans pourriture ; il n'eft pas bien difficile de croire que la communication, dans ce cas, quoique pas encore immédiate, peut cependant être plus facile que

celle d'un malade d'un lit à celui d'un autre voisin. 2°. On applique des compresses ou autres pieces d'appareil qui auront servi à une pourriture sans être bien tachées, sur un ulcere encore exempt de cette infection, & cela, ou par une espece d'économie, ou par défaut des moyens aisés, auquel l'asyle des pauvres n'est que trop souvent exposé. 3°. L'usage où font certains malades de se repanser eux — mêmes quelques temps après le service du Chirurgien, parce qu'ils n'auront pas été bandés ou rangés à leur fantaisie, méthode très-vicieuse, & par laquelle ils ne remettent jamais le plumaceau tel qu'il étoit, & supposé qu'il y eut fur l'ulcere un point pourri ou disposé à la pourriture, la partie du plumaceau qui y correspondoit va être appliquée, & toucher une autre partie du même ulcere, qu'il altérera & corrompra également, & même plus fortement : deux ou plusieurs points de pourriture peuvent bien faire des progrès de mortification plus rapides qu'un seul,

4°. Les restes de quelque petite partie de pourriture sur les instrumens du Chirurgien sont capables de communiquer, à l'ulcere le plus benin, l'infection putride la plus dangereuse : j'ai éprouvé & observé moi-même les effets de cette inadvertance, ou plutôt négligence, dans le cours de plusieurs pansemens suivis ; & je puis constater que des Chirurgiens également observateurs, pour se confirmer le fait, ont porté dans ce cas une très-sérieuse attention à la plus ou moins grande propreté de leurs instrumens portatifs, d'une feuille de mirthe, d'une pince, avec lesquels ils ont ensuite été en panser un ulcere en très-bon état, ce qui, dans très-peu de temps, suivant le degré de communication, a donné les marques de l'effet de la contagion putride. 5°. La façon d'absorber les matieres purulentes de la part des jeunes eleves en Chirurgie, qui croient bien faire en essuyant & frottant la surface d'un ulcere, manœuvre par laquelle le sang vient bientôt des petits vaisseaux déchirés & irrités,

& l'évacuation des fluides qui s'enfuit néceſſairement, affoiblit d'autant les mouvemens vitaux, deſtinés & employés à la ſuppuration des parties environnantes : de-là, le ralentiſſement dans les démarches de la nature ( 27 ), diſpoſition plus réelle pour contracter l'infection putride.

6°. Les bandages ſont des parties d'appareil très-eſſentielles ; bien faits & médiocrement ſerrés, ſuivant les cas, ils ſoutiennent & facilitent même l'équilibre des parties ( 18 ) ; trop ſerrés, ils empêchent le partage pour la compenſation des forces oſcillatoires, néceſſaire aux ſolides, diminuent l'effet des topiques, & les empêchent de venir à l'appui des efforts de la nature.

29. Suivant les cauſes, ( 21, 22, 26, 27, 28, &c.) ſuivant les effets des cauſes, ſuivant la violence, l'ordre, la durée de l'action de ces mêmes cauſes ſur les mêmes effets qui doivent en réſulter, les pourritures prennent des caracteres de progreſſion différente.

30. La contagion inſenſible ( 25 )

& générale dans une falle de malades s'imprime uniformément fur toutes les parties qu'elle touche, mais les effets en varient, fuivant des modifications infinies que toutes les autres caufes peuvent déterminer : il eft conftant en général que celle - ci n'agit jamais feule fur une partie malade, & que fes effets font dans tous les cas plus que réciproques (12).

31. Le contact produit plus fûrement fon mauvais effet, lequel eft d'autant plus violent, que la nature paroît avoir de la tendance à fa détérioration. Hors d'état donc de pouvoir être attaquée (30) mortellement dans une partie par la contagion infenfible, cette fage mere ne fauroit écheoir fans l'action des caufes plus immédiates, que nous appellerons *déterminantes.*

32. L'action de ces deux caufes (30, 31) égale, la nature en modifie entiérement les effets, fuivant que les ofcillations des vaiffeaux & d'autres folides fe propagent plus ou moins efficacement jufqu'à leur derniere

subdivision , à l'abri des obstacles que peuvent opposer des agens (20) contraires : cet état du corps établit un genre de causes prédisposantes ou préparantes à subir les effets de la mortification.

33. Tout le corps également affoibli, & tendant généralement à l'abolition du tonus naturel ( 27 ), se trouve, au premier mouvement effectif de la contagion ( 25 ), disposé à faire des progrès d'autant plus rapides , dans la mortification , que la machine humaine se trouve assaillie par le concours des autres agens de la putréfaction. (21 , 25 , 26 , &c.)

34. Une partie ne sauroit seule contracter des dispositions à la putréfaction , sans qu'une autre , voisine ou sympathiquement correspondante , ne s'en ressente tôt ou tard , & plus ou moins. Un ulcere , pour peu considérable qu'il soit , comprend dans son enceinte des distributions de plusieurs différents rameaux, ou ramifications de vaisseaux : Une ramification , de rameau affectée de

mortification, a, pour l'ordinaire, plus de difpofition à la communiquer jufqu'à fon tronc, qu'aux parties ramifiées du tronc voifin ; de là, les progrès inégaux de la pourriture fur un même ulcere. Par la même raifon, une partie conforme en nature, une fois commencée à fe pourrir, fera difpofée à recevoir les effets fucceffifs de la mortification dans toute fa fubftance, avec plus de rapidité qu'elle ne cherchera à gagner les parties circonvoifines d'une nature différente : c'eft ainfi que la pourriture borne fes progrès en profondeur fur la furface de certains mufcles qui paroiffent, après la chûte de l'efcarre putride, comme difféqués ; de certains tendons, de certaines glandes, &c. & principalement des parties offeufes, tandis qu'elle ravage encore avec affez de vigueur les parties collatéralement continues.

35. L'effet de la contagion fenfible, commençant fur la partie la plus faine de l'ulcere, rend les premiers

progrès de la pourriture plus lents que les derniers ; & réciproquement ; mais toujours à proportion des forces variées & correspondantes entre la nature & la maladie. La violence & la durée de ces mêmes progrès sont encore différemment modifiées, suivant tout ce qui peut de loin augmenter ou diminuer les mouvemens spontanés (3), & suivant la concurrence plus ou moins durable, & la non-concurrence de tous les agens en général de la putréfaction.

36. La contagion insensible (30) est toujours la premiere à agir ; les causes déterminantes ( 31 ) agissent les dernieres, & les prédisposantes ( 32 ) hâtent ou retardent les progrès de l'action des deux premieres. Voilà le cours ordinaire &, pour ainsi dire, naturel de la pourriture, qui a coutume de se terminer dans l'espace de cinq, sept, neuf, onze ou treize jours, plus ou moins, en faisant toutes les vingt-quatre heures environ deux, trois, quatre, cinq ou six lignes de chemin anticipé

sur

sur les parties vivantes circonvoi-
sines.

37. S'il arrive que les caufes déterminantes foient les premieres mifes
en jeu, les progrès de la mortification feront lents jufques au concours
des autres caufes, où ils deviendront
enfuite d'autant plus rapides, qu'ils
ont été retardés contre le gré de la
violence de ces mêmes caufes : Par
exemple, une pourriture occafionnée
par la communication de quelque
parcelle contagieufe, ou par une
mauvaife méthode de panfer, la
caufe déterminante corrigée par l'art,
l'effet fubfifte, & le mal fait en
conféquence des progrès ordinaires
& uniformes, mais non point fuivant toute fa violence, parce que
la nature bien foutenue contre-ba-
lance les efforts de fes mauvais effets.
Lorfqu'à ce point il furvient des plénitudes des premieres voies, de ces
difpofitions générales ou partiales à
la putréfaction que nous avons dit
confifter dans un affoibliffement plus
ou moins grand du tonus naturel

(27) ; ce font de ces caufes prédifpofantes (32) qui deviennent déterminantes , & qui étant , la plupart
du temps , les plus grands & les
plus puiffans moteurs des pourritures & de leurs progrès, leur retard
les rend , dans leur apparition con-
fécutive , d'autant plus fortes, qu'elles
n'ont pas encore fait le frais de leur
action , & donne lieu au mal de
prendre le deffus , en lui laiffant
faire des progrès plus rapides qu'au-
paravant. Par une raifon inverfe , les
caufes prédifpofantes n'ayant point
lieu , la caufe déterminante fait fuivre
un cours uniforme à tous fes progrès :
de-là , une pourriture furvenue à un
malade en Ville, amené enfuite à l'Hôpital, n'y effuie pas des progrès de
mortification plus rapides , à moins
que d'autres caufes plus immédiates
dans cette maifon n'y concourent ,
indépendamment même de la contagion infenfible & générale : de -là
encore , un homme qui prend la
pourriture de fon ulcere à l'Hôpital ,
& que l'on fait fortir enfuite , dans

l'intention d'en rendre les progrès moins violents & de le plutôt guérir, fubit à la Ville les rigueurs de la putréfaction avec autant de rapidité & d'uniformité que s'il étoit refté à l'Hôpital; fa convalefcence en devient feulement plus heureufe, fans parler des caufes d'une rechûte qu'il évite avantageufement, en refpirant un air moins infecté.

38. La nature accoutumée à marcher par-tout d'un pas uniforme; les caufes déterminantes ayant produit leur effet, fans autre intervention, la pourriture fait des progrès fucceffifs & égaux (36, 37). Les vices, de tempérament font ordinairement exempts de cette uniformité de vie; de-là, l'effet ne répond jamais à l'action des caufes; de-là s'enfuit inégalité des progrès de la mortification qui, fuivant les combinaifons & les rapports de tous les agens avec l'état naturel de la partie (34) affectée, nous fait voir des lambeaux de chairs pourries, très-confidérables dans certains cas, tandis

que, dans d'autres, la diffolution paroît fuivre d'abord la décompofition des parties vitales.

39. En conféquence, on peut conclure que les gangrenes humides font des progrès toujours en rapport de l'action de toutes les caufes mentionnées, de la durée de tous leurs agens & de tous les rapports de cette même durée. Le concours d'une nouvelle caufe change la durée uniforme des précédentes, & fait toujours addition & modification dans les agens déjà exiftans. Chaque panfement excite encore de nouveaux agens dans la nature, pour fon bien ou pour fon mal, dont la durée en varie également, à proportion de l'extinction de la vertu du topique, & de fon application plus ou moins méthodique ; de quelle conféquence n'eft-il donc pas d'en confidérer bien attentivement le réfultat ?

40. Plus il y a de laxité dans les parties, plus la difpofition à la pourriture eft grande : un certain

degré de laxité * fait la fenfibilité ,
& c'eft cette qualité qui femble rendre les parties plus fufceptibles de
cette affection , & même des rapides
progrès qu'elle y fait **. C'eft pourquoi j'ai conftamment obfervé que
le bout des doigts , la peau & les
tendons ( toutes chofes d'ailleurs
égales ) étoient plus fufceptibles de
mortification que les autres parties

---

* J'entends , fous le terme de laxité ,
par analogie avec l'effet des remedes laxa-
tifs , un certain degré de liberté , & de
fenfibilité dans les folides , qui les rend
fufceptibles de toute impreffion étrangere ,
plus facilement que les autres parties humaines.

** M. Quefnai , traité de la gangrene ,
p. 160 , donne pour troifieme méthode d'arrêter les progrès des gangrenes humides par
étranglement , *d'amortir la fenfibilité &*
*l'activité des parties nerveufes bleffées* ; ce
qui concourt à prouver mes obfervations ,
en me facilitant à conclure , que , fi la
fenfibilité eft un obftacle à la guérifon des
gangrenes , elle peut bien être une caufe
de leurs progrès.

* : de - là , par une raison inverse , j'ai confirmé la théorie de cette obfervation : que les ulceres qui avoient leur principe dans les tempéramens fujets aux humeurs froides , ou qui étoient même feulement accompagnés de quelques caracteres de cette même humeur, dont le principal eft l'indolence , fubiffoient des effets de mortification incomparablement moins lents que les autres , en même temps qu'ils y donnoient beaucoup moins lieu. Faifons attention qu'il ne faut point confondre ce dégré de laxité , qui eft un effet du tonus naturel , qualité qui exifte dans les parties adipeufes auffi fûrement & auffi pernicieufement pour elles à cette occafion , qu'elle y eft plus imperceptible ** , avec le relâchement des

---

* Voilà auffi ce qui a fait dire au grand Boerhaave : *Gangræna oris interni, labiorum, narium, genitalium, curatu difficilis.* aph. 432. de gangrænâ.

** Rien n'eft fi facile à ternir & à faner qu'un embonpoint le plus floriffant, qu'un

folides qui accompagnent toujours les tempéramens phlegmatiques, pituiteux & fujets aux humeurs froides : dans le fonds, ils approchent, mais la liberté dans les folides que fuppofe le premier état, manque entiérement & effentiellement dans le fecond, par la préfence & l'engorgement plus ou moins modifié de l'humeur lymphatique dégénerée par fon abondance & qui caractérife le vice fcrophuleux.

41. Un tendon n'eft point fenfible, il ne le devient que par la

---

teint brillant parvenu à fon dernier degré d'éclat & de perfection fur une graiffe des plus naturelles ; la fenfibilité y eft à la vérité d'autant moins grande, que les ofcillations vitales ont plus de chemin à faire, pour parvenir de leur foyer propagatoire jufqu'à la furface de la peau fleurie par les parties graiffeufes fubjacentes ; mais la laxité n'y eft pas moins réelle, & l'état fufceptible de communication y eft d'autant plus à craindre, que le trajet des mouvemens vitaux eft plus long, plus lent, après quelques impreffions de contact, & plus difpofé par-là à céder à la force viciée des agens fpontanés.

préfence des diftributions nerveufes *;
la léfion des parties tendineufes eft
cependant toujours fuivie de douleurs
très-vives, parce que ce degré de laxité
(40) perd, à la moindre folution de
continuité de ces parties, fon équilibre,
& cela d'autant plus promptement,
que ce même degré y exifte fous l'apparence de la tenfion la plus forte :
de - là, ces progrès plus rapides de
gangrene humide dans les parties
tendineufes que dans les autres.
Voilà pourquoi un tendon, eût - il
un pied de longueur, fi-tôt qu'il
a fouffert folution de continuité &
commencement de gangrene, perdra
totalement la vie, prefque d'un panfement à l'autre : de plus, tout
comme une branche de vaiffeau ou-
verte à fon extrêmité, fi elle ne fe
trouve bientôt oblitérée, perd en
peu de temps & facilement la vie **,

---

* Voyez M. de Hâller, Phyfiol. de part.
fenf. & irritab.

** Voyez M. Quefnai, traité de la gangr. p.
322. où eft obfervée cette préférence de parties,
dans les progrès de la gangrene feche.

jufqu'à la divifion du tronc qui la fournit , d'où les ofcillations ne fe propagent plus, étant expofées à porter à faux ; de même il femble qu'un tendon, comme l'inftrument du mouvement, ne pouvant plus le propager, par l'interruption d'une de fes attaches, perd promptement la vie , proportionnellement à ce qu'elle dépend de l'ufage de fes fonctions ; de-là , ces fiffées , ces efcarres fi confidérables des tendons , qu'on appelle *exfoliations* , à la furface d'un ulcere , dans un temps où les autres chairs n'auront quelquefois pas fouffert un travers de doigt de perte de fubftance par la pourriture.

42. Des progrès ultérieurs de la mortification humide font encore déterminés par les modifications du méchanifme qui doit fe paffer fur l'état naturel de la partie affectée.

Un vaiffeau mort, continu à un vaiffeau en vie , propage dans ce dernier fon abolition d'action d'autant plus vîte, que les vibrations en font moins fouvent & moins efficace-

ment répétées dans l'un., & les mouvemens spontanés , plus forts dans
l'autre. Deux chofes font à confidérer
dans ce cas : 1°. L'affaiffement fuc-
ceffif & gradué des folides fains ;
2°. L'abord des fluides vitaux, &
principalement des fanguins , à la
partie mortifiée. Une folution de continuité récente dans un vaiffeau quelconque , tend à la diminution du
diametre de l'orifice ouvert , & à
l'arrêt du fluide qui y circule par
fa pure contractilité naturelle ; ce
qui, différemment modifié par l'art,
fait l'effentiel de la guérifon dans
les plaies. La continuité d'une partie
morte à une partie faine fait obftacle
à cette contractilité , & l'abord fuivi
de l'arrêt des fluides fanguins à l'endroit où la nature ne peut plus les
maîtrifer , augmente encore les difficultés de la fermeture des tuyaux
contractiles ; mais , auffi-tôt que les
forces de la nature commencent
à l'emporter fur celles de la mortification , un feul vaiffeau eft dans
une partie le précurfeur d'un mé-

chanifme bien admirable. Les mouvemens alternatifs de diaftole & de
fiftole propagés par le cœur au
moyen du capillaire le mieux difpofé, jufqu'au point de la mortification, produifent une contractilité
forte, répétée & fuivie d'une diminution du diametre de fon extrêmité : de-là, la rétrogradation active
des fluides fanguins, dont une partie
des globules rouges, à la faveur de
leur véhicule, obligée d'enfiler les
vaiffeaux lymphatiques les plus voi-
fins, dilate néceffairement leur diametre, aux dépens des vaiffeaux
fanguins d'où ils partent, ce qui
ajoute à la force contractile de ceux-
ci; & réciproquement les vaiffeaux
lymphatiques prennent ce plus de vigueur *fiftaltique* qui accompagne
les fluides rouges. Cette augmentation des forces naturelles dans les
lymphatiques fe propage bientôt fur
les autres vaiffeaux fanguins corref-
pondans, qui, chacun à leur tour,
fubiffent, par cette communication
réciproque, propagée jufqu'à l'extrê-

mité de la partie saine, cet effet de
contractilité continué ; réitéré &
porté au point de devenir une espece
d'étranglement à l'orifice de chaque
tuyau abouché à l'obstacle des démarches de la nature ou à la partie
mortifiée. Plusieurs, & successivement
tous les vaisseaux, toutes les fibres
vitales, pris dans cet état de moins
de capacité par l'étranglement susdit, ne peuvent & ne doivent donner
que des vibrations d'une bien moindre force, vu la diminution de leur
orifice, mais d'autant plus fréquemment répétées, que les vaisseaux
lymphatiques, par les efforts que les
parties rouges leur impriment, font
continuellement addition d'action os-
cillatoire dans les vaisseaux sanguins.
Cette double force est nécessaire pour
venir à bout de faire oblitérer le
vaisseau sanguin au point de la mortification, pour empêcher la partie
rouge du sang de ne plus approcher
la partie morte, & ôter par-là à
l'ennemi l'entrée de l'arme empruntée
dont il lui perçoit le sein. Cette

espece d'étranglement finit en changeant l'ordre de la circulation locale, ouvrage qui n'eft jamais terminé fans que les parties pourries ne tombent, tout comme un foldat vaincu & bleffé mortellement, fe trouve inévitablement renverfé par terre.

43. Cette méchanique (42) établit une inflammation en regle ( 24 ), qui eft le premier pas que la nature fait ou veut faire vers la fuppuration. L'exiftence de l'état inflammatoire devient donc fi néceffaire, qu'il doit être la bouffole de tous les procédés du Médecin & du Chirurgien ; nos vues curatives doivent uniquement tendre à la procurer lorfqu'elle n'exifte pas, & à la modifier dans tous les cas conformément aux vues de la nature, ( 17, 24, 44, 45, ) qui l'exige toujours pour fon bien fous ces conditions abfolues : que les vaiffeaux exfanguins, en recevant les parties rouges du fang, aient accru leur diametre & changé leur nature au point d'ofciller

auffi réellement que les dernières
ramifications artérielles fanguines, au
point même de propager leurs vibrations de part & d'autre, jufques aux
rameaux fanguins d'où ils prennent
leur origine & où ils vont fe terminer,
tout près leur folution de continuité
faite, ou prête à fe faire, il faut
que cette augmentation de forces &
de volume fe faffe principalement
aux dépens des vaiffeaux fanguins,
pour leur être réciproquement com-
penfée à l'endroit principalement de
leur continuité avec les parties mortes : il faut, & il arrive dans ces
cas, que tous les vaiffeaux prêts à
s'oblitérer gagnent en efficacité & en
fréquence des vibrations ce qu'ils ont
avantageufement perdu en grandeur
& en étendue de ces mêmes mouvemens, il faut par ce méchanifme bien
compenfé que toutes les extrêmités
des vaiffeaux fains continus aux morts
s'obliterent fucceffivement ; que quelques vaiffeaux lymphatiques deviennent fanguins ; que l'ordre de la
circulation locale change en rendant

le point de l'oblitération la conti-
nuation des parois des canaux du
nouvel ordre ; que le suintement des
matieres séreuses, en établissant des
vaisseaux séreux & lymphatiques là
où étoient des vaisseaux sanguins,
vienne humecter la surface de cette
quantité de tuyaux oblitérés, vienne
donner lieu à ce reste de filamens
des parties mortes continues aux
parties vivantes, de se décomposér,
de se briser plus vîte & plus aifément à l'abord des oscillations vives
& plus répétées.

44. Garder ce juste milieu des
mouvemens oscillatoires (43), cette
juste & nécessaire compensation des
forces vitales (42), pour que, toutes
réünies *, elles puissent plus efficacement résister aux mouvemens vi-
cieux de la putréfaction, trouver,
entretenir au même point ce certain
degré d'inflammation (43), &
l'écarter de tous ses excès : voilà,

---

* *Vis unita major.* Hoffman.

dans un Chirurgien qui fait saisir
ces objets, ce qu'on peut appeller un
vrai coup de maître; c'eſt un équilibre
nouveau ou ſubalterne qu'il faut
établir, & bien différent de celui
qui, exiſtant entre les ſolides & les
fluides du corps, fait la ſanté.

45. C'eſt dans ces vues (43, 44)
que nous appliquons d'abord les
ſpiritueux, les toniques forts, comme
les anti-putrides, les anti-ſeptiques
les plus efficaces. Deux effets différens, & concourans tous au même
but, s'enſuivent de cette application.
Le premier eſt de chaſſer les parties
contenues des vaiſſeaux ſanguins
dans les vaiſſeaux lymphatiques, en
augmentant leur tonicité & reſſer-
rant leur calibre; de donner enſuite à ces derniers autant de force
que les premiers en ont perdu
proportionellement à la diminution
de leur capacité, & de la mettre
continuellement en jeu; réſultant tout
entier ſur les parties vives & continues aux parties mortes : Le ſecond
eſt d'arrêter & de diminuer les effets

des

des mouvements spontanés de la
pourriture, suite de la décompofition
de ces parties & fource de l'infection. Si l'on objecte que les vaiffeaux exfanguins font les premiers
expofés à l'impreffion des fpiritueux,
que l'expulfion des matieres contenues devroient par conféquent s'en
faire de preférence à toute intrufion;
on fera parfaitement convaincu
que cela n'arrive point, en faifant
attention que les vaiffeaux blancs
font de beaucoup moins fenfibles &
irritables que les vaiffeaux fanguins,
qu'ils font par conféquent moins fufceptibles de contractilité , & qu'ils
ne deviennent capables de quelques
mouvemens pareils , qu'en admet-
tant des parties rouges de la maffe
du fang, qui à mefure commencent
à en changer un peu la nature. Ce
premier effet, aidé de toutes les puif-
fances auxiliaires, doit conduire tous
les agens à établir les conditions
requifes ( 43 ) à une bonne fuppuration , d'où s'enfuive féparation
de l'efcarre; pour cela il doit être

D

continué & répété fréquemment, c'est
pourquoi nous devons renouveller
souvent l'application des topiques
spiritueux, jusqu'à ce que les com-
binaisons des forces oscillatoires des
deux genres de vaisseaux sanguins &
exsanguins aient compensé entr'eux
le nouvel ordre des vibrations vitales,
au point qu'il ne s'en propage à
l'extrêmité vivante qui étoit continue
a la partie morte, que des infiniment
petites, mais très-répétées, & correspondantes à l'expulsion d'une ma-
riere séreuse & gélatineuse, proportionnée aux canaux excrétoires nouvellement formés, & disposée en sor-
tant à lubréfier, & par-là à faciliter
le détachement des débris de la
séparation de l'escarre.

46. Cette combinaison des mouvemens locaux n'est pas toujours
juste, & cette succession, gradation,
dégradation & progession des vibrations vitales, n'est pas d'abord
telle que la nature la demanderoit;
bien plus, il arrive souvent, malgré
nos soins ordinaires, avant que les

pourritures aient borné leurs progrès, que de très-forts fpiritueux nuifent, que des moyens ne foutiennent pas affez les efforts de la nature à refifter à la contagion , que de très-foibles font plus qu'inefficaces , que des re-lâchans ne feroient capables que de défarmer cette fage mere , & de le rendre la victime d'un défaut de combinaifon des uns & des autres. M. Boerhaawe fait confifter la claffe des fuppuratifs dans trois différens genres de topiques , qui font les *fti-mulans , les relâchans & les gom-meux aromatiques* , & il nous dit que ce feroit errer grandement que de croire qu'un fimple remede pût abfolument renfermer en lui feul la vertu fuppurative qui n'exifte jamais que dans le mélange de plufieurs topiques de différentes qualités, même de qualités oppofées * : or , puifque nous n'avons pas d'autres moyens pour arrêter les progrès de la mor-

---

* Voy. Mr. Boerhaawe , *de fuppur.* p. 412.

tification, que d'établir une suppuration entre la partie saine & la
partie gangrénée, les meilleurs &
les plus efficaces anti-septiques seront
donc ceux qui, tendant à cette fin,
agiront par des principes rendus
cependant uniformément suppuratifs
anti - gangreneux , mais résultans
d'une juste & méthodique combinaison de plusieurs topiques de différent genre , & nous ne regarderons
jamais exclusivement comme tels les
simples spiritueux, quelque forts qu'ils
soient , les simples relâchans , les
simples gommeux, &c. quelque modification d'action qu'on puisse leur
imprimer.

47. Cette défaite de la nature
( 46 ) l'expose , à chaque pas que
fait la mortification , à faire des
nouveaux frais de l'introduction de
la partie rouge du sang dans d'autres vaisseaux lymphatiques plus re-
culés dans la partie saine : ( quelle
admiration de voir agir cette sage
mere , tout comme un Général d'ar-
mée qui fait passer & ranger en

arriere-rangs, les reſtes des ſoldats qui ont reſiſté & échappé à la bataille dans les premiers ! ) Voilà pourquoi, malgré les progrès de la pourriture, l'inflammation perſiſte toujours plus ou moins en rétrogradant & avançant ſur les parties vivantes & circonvoiſines. Cet effort répété de la nature ne ſe fait point ſans douleur, qui a deux cauſes : 1°. Le tiraillement des fibres nerveuſes des vaiſſeaux ſanguins par la dilatation des vaiſſeaux lymphatiques ; 2°. La mortification ſucceſſive des fibres qui fait toujours porter à faux l'ouverture béante des vaiſſeaux ſanguins, en rendant l'abord du ſang à la partie morte ( 42 ) nuiſible aux mouvemens toniques de la partie ſaine ; d'où s'enſuit, ainſi que dans le premier cas, diſtenſion inégale & déchirement des fibres dans ces eſpeces d'oſcillations incomplettes ; par-là, les unes ont trop de ton, les autres en manquent : effets & cauſes inévitables dans les progrès de la mortification.

D 3

48. Le ton, l'élasticité & la con-tractilité de toutes les fibres saines, même dans l'état inflammatoire, dépend d'une espece de souplesse qui leur est naturelle par la combinaison des premiers élemens dont elles sont composées : cette qualité les rend susceptibles de vibrations d'autant plus fréquemment répétées, qu'elle y est plus inépuisable.

Le premier but de l'action des spiritueux tend à rétablir ces vibrations perdues ou à en exciter des étrangeres ; mais l'agent n'en est pas uniformément durable, & ne doit pas l'être, parce que l'état de souplesse des fibres dans ce cas va en diminuant jusqu'à un certain point, & se trouve à la fin en défaut de proportion avec la vertu du topique, qui change encore plus considérablement, & qui ne revient pas, sans renouveller l'appareil, comme sont à portée de faire les causes naturelles de la souplesse des solides.

49. Les solides sains, continus au cercle inflammatoire, sont également

ranimés par l'application du topique
spiritueux, ce qui fait encore rétro-
grader plus puiſſamment les fluides
ſubjacens, pour donner plus aiſément
lieu à cette oblitération ( 42 , 43 ) ;
mais cet effet dure très-peu de temps,
& bien-tôt de nouveaux fluides reviennent dans les fibres chercher à
leur faire ſubir des effets ſemblables
aux premiers de la part du topique
qui n'y eſt plus également diſpoſé
( 48 ) par l'altération qu'il a ſubie,
pendant l'eſpace de temps qu'il eſt
reſté appliqué : cet état de la partie
n'eſt point mauvais juſques-là ; mais,
en perſiſtant long-temps ſous le défaut d'une nouvelle application des
ſpiritueux, l'eſſentielle condition (48)
à de bonnes vibrations reſte vaine,
& devient inévitablement la victime
des progrès de la mortification. De-
là vient que, dans les longs intervalles des panſemens, le mal eſt ex-
poſé à reprendre ſes forces & quelquefois toute ſa plus grande vigueur,
puiſque nous voyons fort ſouvent,
comme une preuve aſſez convain-

éante de la réaugmentation du mal, que quatre, cinq, fix, huit heures plus ou moins, après l'application d'un appareil garni des fpiritueux anti-putrides, la partie devient douloureufe & même infupportable, figne du temps précis ( 27 ) auquel il faudroit renouveller le panfement, pour empêcher le mal, non-feulement d'être prolongé, mais encore de prendre de nouvelles forces & plus dangereufes.

- 50. On ne fauroit douter que, dans les gênres de gangrenes humides, il n'y en ait qui manquent de la quantité & de la qualité des fluides néceffaires pour l'état de foupleffe des fibres requis à établir des bonnes ofcillations, pour la réparation defquelles il faut des relâchans, tout comme il y en a parmi le genre des gangrenes feches qui pechent principalement par une férofité viciée, qui, en entretenant la communication de la partie faine avec la partie morte, propage la mortification, & auxquelles il faut, pour

y rémedier, apporter non-seulement
des toniques résolutifs forts, mais encore des desficatifs. Beaucoup de gangrenes humides se trouvent dans ce
cas, où l'application des spiritueux
devient non-seulement vaine, mais
même pernicieuse, parce que l'etat
de souplesse ne répond plus à leur
action stimulante si long-temps &
si opiniâtrément continuée : de-là l'é-
rétisme qui suppose une tension inégale produite par un défaut de
compensation des vibrations différemment modifiées sur les uns & sur les
autres vaisseaux ; de-là un obstacle à
ces dégradations oscillatoires ( 46 )
jusques à la partie mortifiée ; de-là
l'aisance des forces de la contagion
à l'emporter sur les vitales. Pour re-
médier à cet état, les relâchans rem-
plissent parfaitement nos vues, en ré-
parant la souplesse qui manque aux
solides, & en facilitant la propaga-
tion & la correspondance des mouvemens de tous les vaisseaux de la
partie. C'est pourquoi nous voyons
que les cataplasmes *anodins*, & quel-

quefois les bains d'eau chaude réuf-
fiffent affez fouvent à borner des pourritures que les anti-feptiques les plus
accrédités ne paroiffent jamais pouvoir arrêter à notre fatisfaction. Mais,
fi par imprudence on les continue
trop long-temps, on affoiblit d'autant
la vertu nutritive & régénératrice de
la partie ; fi on ne vient pas enfuite
par gradation réparer cette *atonie*,
les fonctions qui en dépendent ten-
dront à s'anéantir, l'empreffement
de vîte les rétablir, ajoutera encore
à notre imprudence à employer des
fuppuratifs, des digeftifs nullement
proportionnés à l'état de foibleffe actuelle : de-là s'enfuivront de nouveaux
érétifmes prefque infenfibles, mais
très-réels, qui n'empêcheront cependant pas la déterfion de l'ulcere,
mais qui machineront fourdement la
deftruction de la partie affectée ; à
mefure que ces parties viendront à
prendre des forces, ces érétifmes pren-
dront inévitablement de la vigueur,
& l'inégalité néceffairement confé-
cutive de la compenfation des forces

ofcillatoires des fibres rendra bien-tôt
le lieu affecté la victime d'une rechûte
d'autant plus dangereufe, accompagnée des progrès d'autant plus rapides, qu'elle aura déjà fait les frais
d'un premier combat fans fuccès.
L'ufage continué des relâchans eft
donc toujours fufpect dans les pourritures, il en borne à la vérité les
progrès quelquefois plus promptement
que les fpiritueux ; mais, par le ra-
lentiffement des vibrations qu'il procure, il les expofe à des intercep-
tions d'action, qui font de nouvelles difpofitions à des pourritures
de nature beaucoup plus grave que
les précédentes.

51. Deux états différens des folides nous indiquent donc ici ( 50 )
les relâchans ; favoir l'érétifme, qui
eft une fuite de l'efpece d'étranglement fufdit ( 42 ) porté trop loin,
& qui a manqué fon effet, cas où
les débridemens font généralement
indiqués par tous les Auteurs, & le
défaut de foupleffe actuelle, qui n'eft
pas toujours propre à recevoir & à

distribuer les vibrations vitales : 1°, cet érétisme eft fufceptible de degrés infinis, l'effet des relâchans fur lui peut déranger, autant qu'il peut favorifer, tout l'ouvrage de la féparation de l'efcarre putride ( 42 ); la nature fe trouve par-là expofée à recommencer, à nouveaux frais, ce qui lui a déjà coûté tant de peines : bien plus, lorfque l'étranglement eft porté trop loin, elle doit de toute néceffité le recommencer au de-là de l'empire de cet état meurtrier, c'eft-à-dire, après de nouveaux progrès de la mortification. 2°. L'état de foupleffe des folides doit d'autant plus attirer notre attention, que tous nos procédés curatifs paroiffent concourir à la mettre continuellement en jeu, jufqu'à épuifement de ce qui la foutient; les anti-feptiques, même les plus efficaces, font ceux qui tendent le plus directement à conferver ou à réparer ces difpofitions vitales de foupleffe ; le camphre lui-même agit par une gomme relâchante & anodine ; l'efprit de thérébentine, par

une huile très-gélatineuse ; les acides , qui par leur qualité ne fauroient pénétrer bien avant , bouchent
d'abord les premiers pores qu'ils abor-
dent , & empêchent la diffipation des
fluides naturels, acceffoires & effentiels
à tout ce qui peut conftituer cet état
de foupleffe , fans lefquels fluides ,
aucune révivification des folides , &
par lefquels même la communication contagieufe eft de beaucoup
plus dangereufe que par toute autre.

52. Ce méchanifme ( 43 & fuiv. )
de la féparation de l'efcarre putride
eft d'autant plus vrai , que toute
l'économie que nous venons d'indiquer , & qui en fait le caractere , fe
trouve plus ou moins dérangée au
moindre de nos procédés imprudens,
pendant que nous faifons les panfemens ; c'eft de quoi il eft facile
de nous convaincre , par l'intenfité
augmentée du mal , toutes les fois
qu'en voulant détacher & couper les
lambeaux de pourriture , nous nous
mettons dans le cas , par la continuité des parties mortes avec les par-

ries saines , de tirailler celles qui
font enflammées ; effet qui arrive
toujours à l'endroit le plus foible ,
& aussi le plus délicat des agens de
la nature : il est certain , & les progrès opiniâtres de la gangrene humide dans cette occasion nous le
prouvent suffisamment , que l'on trouble manifestement par-là cet ordre
admirable & cette compensation des
mouvemens vitaux , si justes & si proportionnés , que nous devons plutôt
chercher à établir qu'à détruire , si
nous voulons obvier aux progrès de
la mortification.

53. Un certain érétisme des solides produit la gangrene humide ,
comme nous avons dit ( 51 ) ; & un
certain érétisme la prévient ou s'y
oppose manifestement , comme il arrive dans quelques plaies ou ulceres
sinueux, accompagnés d'étranglement
ancien & supportable : deux sembla-
bles états des solides font donc la
santé & la maladie , & cela uniquement parce que la vitalité dépend
d'une continuité d'agens , qui influent

beaucoup sur les mouvemens spontanés dans les pourritures, & qui
conséquemment, à part leur maniere
d'agir par déterioration, étant communs à la vie & à la mort d'une
partie, sont exposés à des intercep-
tions constituées, parce que nous
appellons *érétisme*, état qui s'oppose
à l'un & à l'autre inévitablement, &
qui rend par-là la maladie permanente, toujours la même, & par
conséquent incurable sous ces conditions. La pourriture est une suite
des premiers mouvemens naturels,
abolis, détériorés ( 5 ) ; les dispositions du corps humain à cet état
les mieux marquées, ( la foibleffe
des solides ) sont quelquefois tenues
en sufpend par des efpeces de ces
érétismes, qui d'un côté soutiennent
autant les efforts de la nature, quoique languiffans, qu'ils peuvent de
l'autre s'oppofer à fes démarches.

54. La contractilité plus ou moins
efficace d'une extrêmité de vaiffeau
divifé dépend effentiellement de l'intégrité d'action de tous les autres

vaisseaux du corps, & plus encore de celle de ses voisins ou correspondans à ce titre. Plus donc il y aura dans une partie, ou dans plusieurs parties de vaisseaux divisés ou destinés à se diviser par le détachement des parties obstruantes que la mortification oppose, & moins les efforts de contractilité seront efficaces, étant partagés à chacun d'eux par la nature ; de-là vient que, plus un ulcere est étendu, & que plus cette étendue lui est donnée tout à coup par des ouvertures ou dilatations, moins l'effet contractile, ou cette espece d'étranglement susdit ( 42 ) succédera à chaque extrêmité divisée, & plus la nature en langueur succombera aux causes de la putréfaction.

55. Tout le systême nerveux du corps humain soutient les autres parties dans un équilibre par une espece d'érétisme naturel ou tension, mais égale : une partie n'est pas plutôt blessée qu'elle déroge d'abord à cet état de tension ; & la nature, dans certains cas, se conserve assez

souvent

souvent, & assez avantageusement
pour elle, un appui à cet équilibre,
en préservant, des amorces de la suppuration, des parties qui se trouvent essentielles à sa plus grande intégrité, douées d'une circulation plus
vive par les vaisseaux plus considé-
rables qu'elle renferme. Ces dispositions exposent à un moindre changement la circulation locale, inséparable de l'établissement de la suppuration d'un côté, & de l'autre
s'opposent à une détersion, incar-
nation & cicatrisation de l'ulcere,
par la nécessité où se trouve la nature de faire suivre à ces temps de
guérison un ordre réglé impossible
dans ce cas.

56. Détruire cet appui à l'équilibre (55), c'est donc considérablement affoiblir la nature, c'est cependant faciliter à l'ulcere l'ordre de
ses temps de guérison, en même
temps que c'est encore augmenter
davantage le changement de la circulation locale, ce qui est & doit
être inévitablement suivi d'une lan-

gueur dans les forces vitales, qui donne jour à leur dépravation ; la partie des tégumens communs, qui recouvre un abfcès, joue ordinairement ce rôle, & les brides qui accompagnent certains finus, fubiffent encore plus fouvent ce fort, en foutenant l'intégrité du grand équilibre. La Chirurgie, en facilitant dans ce cas à la nature fes pas de guérifon, feme les germes d'une détérioration en regle, en rendant, par la néceffité d'un changement plus confidérable de circulation locale, les forces vitales encore plus languiffantes & plus fufceptibles de dépravation, expofées au concours de tant de caufes putréfiantes dans un Hôpital. C'eft pourquoi, dans un air moins chargé d'impureté, on épargne moins les forces de la nature, quoique ralenties ; bien plus, on fe fie fi bien fur leur vigueur & fur leur efficacité, que la conduite d'un malade en ville eft totalement différente de celle d'un malade dans un Hôpital comme le nôtre, foit par le moins de régularité dans le régime, soit par les procédés plus hardis du Chirurgien, le résultat du succès étant le même dans l'un & l'autre cas : voilà pourquoi tout bon praticien a avec raison pour principe de pratiquer en général, pour l'ouverture des abscès & la dilatation des sinus, des beaucoup moindres incisions aux malades dans un Hôpital que dans la Ville ; pourquoi encore la plupart des Eleves en chirurgie sont dans l'usage de panser plus délicatement un abscès nouvellement ouvert, qu'un ancien ulcere ; pourquoi nous croyons dans notre Hôtel-Dieu prévenir bien des pourritures, en lavant dans les premiers pansemens, jusqu'à établissement de la suppuration, la surface de l'abscès ouvert avec une décoction vulnéraire chaude, légerement spiritueuse, nous croyons par-là soutenir ou réparer cet équilibre que l'instrument tranchant a détruit, & rendre moins laborieux à la nature le changement de circulation locale nécessaire dans ce cas.

57. Plus donc les incisions ont d'étendue, plus elles font répétées dans l'ouverture des abscès, &c. & plus après l'opération l'ordre de la circulation locale doit changer ; de-là, les voies de guérison plus laborieuses (56) ; de-là, les dispositions à la mortification & à fes suites plus durables & plus dangereuses : c'est par la première de ces deux raisons principalement , que nous sommes encore plus avares de l'instrument tranchant dans l'ouverture des dépôts froids , parce que ces maladies chirurgicales gagnent certainement contre les attaques de gangrène humide par leur disposition scrophuleuse, ce qui satisfait en même temps à la derniere raison, plus qu'ils perdent proportionnellement par les temps prolongés que doit parcourir leur guérison. Ainsi, fi les pourritures surviennent quelquefois aux dépôts froids , & fi leurs progrès y font fort lents, comme je l'ai très-souvent observé, c'est toujours en raison compensée de leur état scrophuleux moins disposé à les

contracter, & de leurs temps de guérifon prolongés où ils fe trouvent plus long-temps expofés à l'impref-fion des caufes, c'eft-à-dire, que les caufes externes ayant une action égale pour les dépôts froids & les inflam-matoires, autant de degrés de cette laxité fenfible ( 40 ), dont ceux-là pourront manquer, autant de degrés d'action putride feront en vain imprimés fur le local, la furface de l'ulcere fera feulement affectée, & par-là érodée, fans que l'infection contagieufe puiffe fe porter au de-là de leur engorgement fcrophuleux ; de-là vient que les ulceres qui font la fuite des dépôts froids, d'abord après leur ouverture, fuppurent en général plutôt plus abondamment & même plus long-temps que les autres, & qu'ils ne diminuent ja-mais auffi confidérablement que le fait un dépôt inflammatoire, dans un temps donné, par ex. dans l'ef-pace du premier au fecond panfe-ment ; de-là vient auffi que, par la même raifon que l'infection con-

tagieuse ne peut pas se propager
au loin , les forces de la nature,
agissent également en totalité , sur le
corps de la partie ulcérée , avec
moins de changement de circulation
locale que dans les autres cas ; c'est
pourquoi la forme d'un ulcere scrophuleux ne change presque point ,
quoiqu'elle diminue ; c'est pourquoi
encore les marques de la cicatrice
en sont toujours d'une empreinte
plus durable , toutes choses d'ailleurs
égales , que celles d'un abscès chaud
ou inflammatoire. Ce ralentissement
des forces oscillatoires , qui suppose
toujours un défaut de compensation ,
joint à l'état de congestion dont les
fluides se trouvent susceptibles , produit bientôt à l'impression des moindres stimulans topiques des engor-
gemens dans les environs de l'ulcere ,
qui sont les principes des callosités
ou des bords durs qui s'opposent
ou retardent beaucoup la guérison
de la solution de continuité , & qui
par la même raison résistent presque à toute impression contagieuse.

58. En considérant bien attenti-vement les vues de la nature dans la séparation de l'escarre putride, on trouve depuis l'état de mortifi-cation, jusqu'à celui où la nature est revenue, pour ainsi dire, à son intégrité, une suite de mouvemens, continuellement variés, d'un ordre & d'une compensation si juste & si nécessaire, qu'il n'est point bien difficile de croire que peu de chose peut troubler cette sage mere, qui seule semble avoir le droit de les mettre en jeu. Que de désordres en effet, lorsque l'art ne soutient pas ces efforts naturels, lorsqu'il les con-trarie ! La longueur du temps de cette opération naturelle nous rend quelquefois & que trop souvent impatiens, & nous oblige, pour vouloir faire marcher la nature plus vîte quelle ne peut, à employer des ressources d'autant plus cruelles, qu'elles sont inefficaces dans la plu-part des cas de gangrene.

L'action des caustiques sur les par-ties humaines est d'abolir toute action

organique des vaisseaux sur lesquels
elle imprime ; elle ne peut donc
qu'anéantir toutes les dispositions &
les avances que la nature peut avoir
faites pour le méchanisme de la séparation de l'escarre ; elle ne peut
qu'établir une mortification plus
prompte, & même plus étendue,
suivant nos procédés à en faire
usage.

59. Les forces vitales mal employées peuvent donner différens
degrés de force à la mortification
putréfiante, ce qui n'est certainement
pas réciproque : c'est-là le seul cas
où les caustiques puissent être employés utilement pour borner les
progrès des gangrenes humides,
indications qui sont ici communes
avec celles que nous présentent certaines productions vicieuses de la nature, comme les excrescences, les lou-
pes, &c. La chaleur, l'humidité (10)
que le corps humain fournit aux pourritures, paroissent donner toute la
nourriture à ces détériorations, &
semblent par les raisons ci-dessus

indiquer conféquemment les cauſtiques ; mais ces cauſes ſont trop générales, & conſtituent de trop près
le jeu du principe vital, pour chercher à les éteindre, elles ne ſont
que cauſes formelles de la putréfaction, & quoique motrices de la contagion, elles ſont inſéparables des
agens de la nature à ſe défendre,
De-là il eſt clair que nous devons chercher d'autres indications pour employer les cauſtiques dans les pourritures, ou que nous devons du
moins nous attacher à plus diſtinc-
tement apprécier les cas de celles-
ci, qui méritent par leur objet notre
plus grande attention.

60. Toute la contagion putréfiante
d'un Hôpital, imprimée ſur un malade, ſemble ſe reduire à un affoi-
bliſſement général des forces naturelles & vitales, qu'il eſt plus eſſentiel de relever & de corriger, en
rectifiant les digeſtions, & en ra-
menant à leur premiere vigueur
leurs propagations oſcillatoires, dont
la ſeule dépravation nourrit, plus

encore que la chaleur & l'humidité la putréfaction, que de tenter sur le local une pratique qui est capable d'anéantir tout mouvement organique & les plus forts agens du méchanisme de la séparation de l'escarre.

Une fois que les causes de la putréfaction ont été mises en jeu, il faut dans la nature des forces supérieures à celles qui l'ont fait céder à la violence de la contagion pour les surmonter ; les progrès du mal sont à la vérité locaux, mais leur principaux agens dépendent de toute la machine humaine affoiblie, ce qui est évidemment prouvé par les moyens que nous mettons ordinairement en usage pour le réparer ; en ayant recours aux cordiaux, ranimans & fébrifuges : le cautere ne pourroit donc qu'augmenter cet état de foiblesse générale, d'autant plus qu'il tendroit à épuiser ce qui entretient & procure la souplesse (48) qui fait le plus fort appui des oscillations vitales.

61. Dans la partie affectée le relâchement n'indique jamais les cauftiques, l'érétifme paroît encore moins
les exiger, parce qu'ils feroient plutôt
capables de l'augmenter, comme l'a
fort bien remarqué M. Quefnai dans
plufieurs endroits de fon traité de
la ganregne ; mais la force des mouvemens fpontanés de la putréfaction
à abforber & à fuccer, pour ainfi
dire, certains fluides fanguins, principaux inftrumens de ces détériorations, nous les indiqueroient plus néceffairement : or, quels fignes pou-
vons-nous encore avoir de ces caufes locales & de leurs degrés ? Eft-
il certain qu'elles exiftent toujours
dans ces cas ? rien ne nous le prou-
ye précifement. Mais, fuppofé que
cela arrive plus fouvent que nous
ne nous y attendons, les topiques
fpiritueux font capables de diminuer leur plus grande violence, &
d'effacer par là une partie de leurs
mauvais effets ; auffi, lorfque l'ufage
de ces reffources fe trouve inutile ou
infuffifante, nous voyons en preuve

devenir opiniâtre, la douleur inséparable des progrès de la mortification
humide ( 49 ) : ainsi nous devons
donc, à l'exemple des bons Praticiens,
n'appliquer les cauftiques & fur-tout
le feu, qu'après que l'ufage des anti-
feptiques ne fe rencontrera conftamment d'aucune efficacité ; nous fui-
vrons en cela le confeil d'Hippocrate,
jufqu'à ce que nous ayions des fignes
plus certains de ces degrés des vices
locaux, caufes principales des pro-
greffions putrides, que les anciens
ne perdoient certainement point de
vue dans leur pratique *, & auxquelles nous foyons affurés que rien
ne puiffe plus problablement s'oppofer que les remedes cauftiques.

62. De tous les topiques donc,
il n'y en a point qui dérange plus
l'ordre bénin des caufes de la mor-

---

* Les anciens appliquoient les cauftiques
actuels fur les gangrenes qui attaquoient les
parties les plus humides, les plus graiffeufes,
&c. Voy. ce qu'en dit M. Quefnai, trait. de
la gangr. p. 55, 56.

tification ( 29 & fuivans ) que les
cauftiques, fur-tout lorfque leur effet
s'étend jufqu'au vif ; il eft même
évident qu'il n'y a rien qui trouble
plus l'ordre réglé des pas de la
nature à s'oppofer à ces progrès
de putridité , que leur application.
M. Charmetton * , M. Sharph ** &
d'autres grands praticiens nous donnent affez à connoître les défavan-
tages & les inconvéniens de l'application du feu fur des parties humaines
que la mort pourfuit , ainfi que la
délicateffe de conduite & le prudent
ménagement qui doivent accompagner nos procédés dans les cas épineux de pratique qui peuvent exiger
pareils topiques ; c'eft pourquoi après
des exemples auffi autentiques nous ne
fommes guere dans l'ufage d'appliquer les cauftiques fur la mortification, & nous avons en conféquence

---

* Prix de l'Acad. Roy. de Chirurg. t. 2.

** Recherches critiques fur l'état préfent de
la Chirurgie.

tout l'agrément & tout l'avantage d'obferver plus réguliérement les divers degrés de gangrene & de fphacele, comme la caufe & l'effet de la plus ou moins grande impureté de l'air dans un Hôpital, en concurrence avec tous les agens qui peuvent altérer l'athmofphere, que nous allons à préfent tacher d'évaluer fuivant les rapports les plus connus.

63. Si l'humidité eft un grand agent de la putréfaction ( 10 ), fi l'humidité conftitue effentiellement le jeu du principe vital ( 48, 59 ), il eft certain que ce ne peut être que les variées combinaifons de ces deux & mêmes qualités de fubftance, qui, après un jufte examen de la compenfation des proportions de leurs actions correfpondantes quoiqu'éloignées, doivent nous donner les raifons des temps & des lieux où les gangrenes humides font plus ou moins fréquentes dans les uns que dans les autres.

64. Les exhalaifons de la terre prennent des directions différentes,

suivant les agitations de l'athmosphere qui les reçoit ; les exhalaisons d'une riviere son sujettes aux mêmes loix , & étant beaucoup plus humides que celles de la terre , elles conservent les unes avec les autres , jusqu'à ce qu'elles soient disposées à se confondre , un certain parallelisme , même malgré les tours & détours qu'elles subissent au gré de l'air , leur véhicule.

65. L'effet digestif ( 8 ) de cet élément sur pareilles (64) exhalaisons consiste donc , pendant leur transmigration , à les mêler , à les confondre plus ou moins promptement , suivant qu'elles sont d'une nature plus ou moins homogene , & suivant qu'elles se trouvent d'un rapport de quantité plus ou moins grande , surchargeant ou facilitant l'effet de leur mélange. Les exhalaisons d'une terre , avec celles d'une riviere , par les mêmes raisons de disparité de substance , font un certain chemin tendant transversalement vers l'horison sans se confondre ; & les effets de la digestion

aérienne dans ce cas ne peuvent que rendre cette digeſtion imparfaite, & le réſultat différent en conſtituer ou le brouillard ou la pluie.

66. Une certaine étendue d'eau produit, par les exhalaiſons, un athmoſphere également humide : deux étendues d'eaux différentes produiſent deux exhalaiſons aqueuſes, iſolées par l'interception d'une exhalaiſon terreſtre, & gardent dans leur parallelifme même, avant qu'elles aient eu le temps de ſe confondre dans l'athmoſphere, un certain équilibre par leur gravité & homogénéité ſpécifique. L'élaſticité de l'air eſt inévitablement moindre pendant l'exiſtence & dans l'exiſtence même de cet équilibre ; & ſi-tôt qu'il ſe perd, ce qui arrive tôt ou tard néceſſairement à une certaine étendue de ſemblables exhalaiſons portées au de-là des forces de la nature aérienne, par la ſous-élévation des nouvelles de l'un & de l'autre genre, l'excrétion de la digeſtion que l'air en opere, ou la chûte du réſultat

des

des particules exhalantes digérées ,
beaucoup plus aqueufes (65) , & par
conféquent plus humides * entre deux
rivieres , fur-tout entre un efpace com-
pris dans l'angle de la réunion de
deux rivieres , qu'au bord d'une feulè
riviere , qu'au bord de la mer même ,

---

* *Plus humides* : les Phyficiens difent
que l'eau pure donne le premier & le
plus fort degré d'humidité : Boerhaave
nous dit, aph. 30 , t. 1 , *que les molécules
élémentaires de l'eau confidérées féparément
font inaltérables , & d'une confiftance très-
dure.* Suivant l'étymologie du mot , il nous
femble qu'un certain mêlange de terre &
d'eau , conftitue plus effentiellement la
qualité humide , que l'eau toute pure ; fi
les exhalaifons étoient en conféquence entiérement & purement aqueufes , elles feroient moins humides & moins putréfiantes : leur combinaifon rend , dans les cas
dont il s'agit, les exhalaifons terreftres concen-
trées par les exhalaifons aqueufes , effet fans
lequel la vitalité humaine n'échoueroit point
à leur impreffion altérante , puifqu'elle eft
effentiellement conftituée dans des difpofitions oppofées , c'eft-à-dire , dans la con-
centration des parties aqueufes par les
terreftres.

F

oppofé, au principe vital qu’il y rencontre, plus de difficultés à fa végétation animale, que dans tout autre lieu : auffi l’on voit les principes putréfians rendre en général, les maladies qu’ils conftituent effentiellement, plus fréquentes & accompagnées de progrès plus rapides entre les deux rivieres de la ville de Lyon, que hors de ces deux rivieres ; la fituation de cette ville, au pied d’une montagne, contribue encore à conferver plus long-temps le fufdit équilibre, & rend néceffairement le réfultat de fa chûte plus tendante vers le côté oppofé, c’eft-à-dire, vers les Broteaux, que vers Fourviere.

67. Pour couper court, les mouvemens de refpiration des citoyens fitués entre deux rivieres, genent, par la raréfaction de la chaleur qui en réfulte, les bornes que les deux exhalaifons aqueufes oppofent à la terreftre mitoyenne, les confervent jufqu’à un certain point, pour ainfi dire, de diftenfion qui, portée trop loin, cede à la fin, & fuccombe à l’élé-

vation & à la force diftendante outrée.
Les mouvemens fpontanés fubjacens
attirent ces débris dont ils ont befoin
pour la fuite de détérioration des
fubftances dont ils fe font emparés;
ils abforbent, pour ainfi dire, ces
mêmes débris impurs & humides
jufqu'à épuifement de la matiere réful-
tante de la chûte du fufdit équilibre perdu, & ceffent enfuite ou
s'affoibliffent jufqu'au renouvelle-
ment d'un autre équilibre fuivi de
fon abolition comme le précédent.
Ces états variés & fucceffivement
renouvellés de l'athmofphere forment
l'alternative des temps où il y a plus
de maladies dans une ville, & de
ceux où il y en a moins, & l'alternative des temps où les gangrenes humides font plus communes aux malades d'un Hôpital, & de ceux où
elles le font beaucoup moins :) les
faifons chaudes, froides, venteufes,
& leur changement plus ou moins
prompt, varient & modifient encore
confidérablement tous ces agens.

68. La fage & prévoyante adminif-

tration de l'Hôtel-Dieu de Lyon a
fu faire fabriquer depuis peu un
fecond dôme très-avantageux à pro-
longer le trajet du fufdit équilibre
perdu dans la falle des bleffés, auffi
les gangrenes humides s'y trouvent-
elles aujourd'hui beaucoup moins
fréquentes qu'avant ce nouvel édifice.
La fituation avantageufe de cette
Maifon , au bord d'une des deux
rivieres , l'expofe moins à la chûte
directe de ces débris qui fe fait
entre les deux ; mais les premiers
réjailliffemens des exhalaifons aqueufes , plus voifines , rendent en ré-
compenfe les fuites de leur impreffion
plus rapides : voilà les caufes qui,
jointes par compenfation à celles que
nous venons ( 66, 67 ) de décrire ,
- & à quelques autres , peuvent donner des raifons plaufibles, pourquoi
les gangrenes humides fe trouvent
plus fréquentes dans l'Hôpital général de la ville de Lyon, que dans
plufieurs autres Hôpitaux ( toutes
chofes d'ailleurs égales, ) caufes inévitables dans quel lieu que ce foit

de la ville où l'on peut fituer l'Hôpital, vu la force fupérieurement ab-
forbante des mouvemens fpontanés
que paroît fubir une affemblée de
malades de tous les genres contenus
dans une même falle. A part les
avantages des dômes & d'autres
conftructions de cette Maifon, qui
ne font pas moins favorables à la
falubrité de l'air néceffaire aux malades, qu'elles font plus diftinctement le fruit d'un zele & d'une
prudente fagacité, digne d'admiration dans la perfonne des Adminif-
trateurs, il eft très-certain que cet
Hôpital ne fauroit être mieux placé
dans toute la ville & dans les environs prochains même de la ville,
parce que ce qu'il gagneroit de plus,
fitué dans un air moins humide, il
le perdroit fupérieurement & au de-
là par la néceffité d'un plus long
tranfport des malades, & par le
défaut de décharge de toutes les impuretés croupiffantes & dangereufes
communes à tous les Hôpitaux, dans
le courant d'une riviere qui lui eft
contigue. F 3

69. L'Hôpital de la Charité de cette Ville est situé plus près de l'angle formé par la réunion de la Saone avec le Rhône, & les maladies putrides n'y ont cependant aucuns de ces caracteres pandémiques que nous voyons si constamment envahir de préférence le grand Hôtel-Dieu. Les raisons de cette différence très-digne de considération en sont claires & évidentes : 1°. Cette Maison est plus éloignée que l'autre de la chûte directe des débris de l'équilibre susdit, que nous avons dit fournir plus d'humidités (66) favorables au jeu des mouvemens spontanés. 2°. L'impression de la qualité aérienne humide sur les corps humains étant par-tout uniforme, même générale, mais successive sur les parties d'un même corps, il s'ensuit de-là, qu'un homme qui jouit de son *idiosyncrasie* particuliere, dépendante en partie de son athmosphere, en approchant ou passant dans un concours de qualités aériennes plus humides & putré-fiantes, reçoit une température dif-

férente ( 11, 12 ) modifiée plus ou
moins promptement par ce changement d'air , fuivant l'éloignement
des effentielles qualités de l'état de
l'un & de l'autre , & fuivant que
cette impreffion altérante & fucceffive , peut encore être différemment variée par l'intégrité & la
non intégrité du corps qui la fubit :
ainfi, plus dans cette fucceffion d'action relâchante les folides du corps
fe trouveront de température uniforme , plus la communication ou
abforption d'humidité fera égale ,
& moins par conféquent elle fera
dangereufe : plus les folides humains
foufriront folution de continuité ,
plus l'effet de communication fera
inégalement compenfé , & plus encore
la partie localement affectée échouera
à l'impreffion humide, ( à part tout
ce qui appartient aux autres caufes putréfiantes. ) Dans ce cas, plus
l'acquis du bon ou du mauvais état
de l'ulcere aura dépendu ou dépen-
dra d'une température primitive ou
dégénérée , plus il fuccombera aux

mauvais effets inséparables du changement de nature par communication d'humidité ; de-là vient que, plus un homme est malade en entrant dans un Hôpital, plus il est disposé à recevoir augmentation de la détérioration de son état (12) ; de-là vient, par une raison inverse, que l'Hôpital de la Charité de Lyon n'étant destiné quà recevoir des pauvres indigens qui se portent assez bien, & aucuns pour unique sujet de maladie, ceux qu'on y admet y subissent primitivement, & avant qu'aucune cause déterminante de putréfaction ait pu être mise en jeu, un affoiblissement général de tempérament, ou un tempérament phlegmatique, qui se naturalise à l'air de l'Hôpital, & qui dans les cas de plaies ou d'ulceres, lorsqu'ils lui surviennent ensuite, est disposé à laisser suivre à ces maladies avec beaucoup moins de danger, quoique plus lentement, le changement de circulation locale nécessaire à leur guérison. Ce relâchement général donne même à quelques pau-

vrès dans cette Maison plus d'embonpoint qu'ils n'en avoient dans la
ville, au milieu de leur misere &
de leur disette. 3°. L'intensité de
ce même relâchement général ralen-
tit avec le temps les circulations des
fluides, expose le corps à des con-
gestions en premier lieu générales, qui
donnent ensuite plus aisément naif-
sance à des particulieres, & par les
raisons établies ( 40, 57 ) rendent,
dans des tempéramens devenus moins
ébranlables, leur solution de continuité consécutive infiniment moins
susceptible de l'impression des principes humides & putréfians. 4°. Les
mouvemens spontanés, que supposent
toutes les maladies en concours, ont
bien une moindre force absorbante
dans l'Hôpital de la Charité, que dans
l'Hôtel-Dieu ; ce qui est d'autant
plus vrai, que la matiere inspirante
ou attractive de ces débris impurs
& humides ( 67 ) perd toute sa valeur en ce genre, par une quantité
de malades beaucoup moindre, par
leur emplacement séparé dans des

appartemens particuliers , où ils font
très- diftinctement logés fuivant leur
rang d'âge , de fexe , & même de
genre de maladie , comme cela s'ob-
ferve conftamment & favorablement
dans plufieurs autres Hôpitaux , par
la foibleffe de la nature humaine à
en conftituer l'effentiel de l'attraction,
puifque l'on voit ici prefque toujours
partir , des malades vieux & avan-
cés en âge , ce qui fait dans ce cas
les plus puiffans & les plus précipités
moteurs des mouvemens fpontanés, qui
doivent recevoir d'autant plus de vigueur & de célérité dans leurs agens ,
qu'ils font plus animés par le concours des jeunes hommes malades ,
où la nature eft dans fa plus grande
vigueur * , & qu'ils trouvent un fur-

---

* Des fonctions qui aient quelque rapport avec la tranfpiration pulmonaire &
cutanée font inféparables de tous les corps
qui exiftent ; elles ajoutent à l'attraction ,
dans les mouvemens fpontanés , toute la
force d'action dont ils peuvent être fufceptibles , & l'on ne fauroit nier que ce ne

croît de détérioration dans leur propre hétérogénéité. Voilà des causes
plus qu'il n'en faut pour perfuader
que, fi la mortification humide des
parties humaines n'arrive point aux
malades de la Charité comme à ceux
de l'Hôpital, malgré la fituation de
cette Maifon plus près de l'angle
de la réunion des deux rivieres, la
caufe n'en eft point pour cela fi
cachée, quelle foit inacceffible à des
recherches ultérieures.

70. Les perfonnes qui ont foin des
pauvres malades dans quelle efpece
d'Hôpital que ce foit, ne fauroient
être fouftraites à l'impreffion de l'impureté aérienne : il y a cependant
une confidération à faire à leur fu-
jet, c'eft qu'elles font, pendant le
premier temps de leur fervice, beau-

---

foit de pareils agens, qui, effentiels dans
toutes les fubftances en putréfaction, détériorés, augmentés fous les défauts des
caufes fenfibles ( not. du 1.ʳ ) qui les font
fubfifter, ne jouent à-peu-près un femblable rôle de décompofition.

coup plus expofées aux inconvéniens
que l'état fragile & variable du changement de leur *idiofyncrafie* rend
inévitables. Une fois que ce temps eft
paffé, ce qu'on appelle *être fait à
l'air de l'Hôpital*, les tempéramens
moins ébranlables fe trouvent moins
fufceptibles de recevoir les effets de
l'impureté aérienne & putréfiante ; c'eft
pourquoi nous voyons des infirmiers
& des infirmieres fe porter auffi bien
dans un Hôpital que dans la Ville,
fans pour cela que l'on puiffe nier
que la racine de tempérament dans
toutes les perfonnes d'Hôpital ne foit
toujours inconteftablement plus foible :
il eft certain, en effet, que ce qui
établit & produit la pourriture, ne
fauroit être capable de fortifier le jeu
du principe vital, quoiqu'une même
qualité, favoir l'humidité*, foit effen-

---

* On peut dire de la chaleur & de l'humidité, ce qu'Hippocrate nous a dit de
l'air dans un fens à peu-près femblable : de
flatib. Sect. III. *Mortalibus autem hic* (aër )
*tum vitæ, tum morborum, ægrotis caufa eft.*

tielle dans l'un & dans l'autre. Or, cette cause d'impureté ou de décomposition réellement exiftante chez toutes les perfonnes employées de près au fervice des pauvres, eft confidérablement affoiblie , & même prefque anéantie par l'air plus falubre de la campagne, ou du dehors de l'Hôpital feulement, qu'on va de temps en temps refpirer.

71. La tranfpiration cutanée & la tranfpiration pulmonaire font une évacuation de fluides féreux , qui, étant indifpenfable, fe fait d'autant plus aifément que l'athmofphère qui les reçoit, fe trouve plus ou moins chargé d'humidités qui leur font analogues. Tout comme il arrive, que l'eau qui, ayant diffous une certaine quantité de fucre, de fel, de manne, &c. devient plus ou moins impuif-

---

On ne fauroit donc douter que les mêmes caufes de la vitalité ne deviennent dans leur dégénération celles de la mortalité, & que *la même caufe qui nous fait vivre, ne nous détruife inévitablement.*

fante ou difficile à en diffoudre davantage ; de même l'air, chargé de
ces humidités impures qui n'ont pas
encore eu le temps d'être digérées ;
s'oppofe au cours libre & néceffaire
de la tranfpiration humaine tendante
à l'homogénéité des exhalaifons déjà
exiftantes ; état qui répugne à la nature ; & qui fait en même temps
obftacle à une bonne digeftion aérienne. Cette retention des fluides dans
le corps humains abreuve les folides ;
l'infirmier qui fent fe bien porter
au moyen d'une nourriture bonne,
réglée & corroborante, chaffe pour
un temps, même pour un long temps,
les effets maladifs de ce relâchement,
qui tôt ou tard fait fentir fa vio-
lente contrariété & fon imcompati-
bilité avec la nature. Cette vérité
eft fi conftante, que les Chirurgiens
expofés à l'impureté aérienne de plus
près que perfonne lors des panfemens,
fe reffentent de la contagion d'Hôpital, plus qu'aucun de tous ceux
qui font chargés du foin des pauvres.
Les fuites fâcheufes & putrides qui

arrivent si -aisément à leurs doigts ,
lorsqu'à la moindre solution de continuité de ces parties ils n'ont pas un
grand soin de les munir contre les
caufes fenfibles , & principalement
contre celles de contact, nous en font
des preuves affez convaincantes. Les
progrès rapides de putridité dans les
maladies internes, pour venir à l'appui de nôtre théorie , fe manifeftent
par des douleurs gravatives dans les
membres , qui ne font occafionnées
que par un relâchement , fuite d'un
défaut de reffort dans les folides
abreuvés des humidités qui fe trouvent déjà dans nous non perfpira-
bles , & de l'abforption de quelques-
unes de celles qui conftituent l'impureté de l'air. L'intenfité de ce relâchement produit une tenfion au
deffus des forces de la nature dans
les folides qui font de vains efforts
ofcillatoires pour le réparer ; de-là
les douleurs gravatives : c'eft pourquoi
pendant deux fois que je me fuis
trouvé malade & alité par de fim-
ples plénitudes des premieres voies ,

à peine avois-je quitté cette nourriture corroborante, qui faisoit con-
trebalancer les solides de mon individu avec l'impureté de mon athmosphere, d'une élasticité bien diminuée ; à peine m'étois-je réduit à
la diete, & par conséquent aux boif-
fons aqueufes & délayantes, que je
reffentois dans le milieu de mes bras,
avant-bras, cuifses & jambes, des
douleurs confidérables, & qui m'é-
pouvantoient, comme fi ces parties
m'avoient été meurtries par les coups
les plus contendans ; fymptomes qui
difparoiffoient parfaitement d'abord
après l'évacuation d'une partie des
humeurs corrompues : plufieurs de
mes Confreres m'ont affuré avoir
éprouvé le même effet.

72. Or, fi plus les exhalaifons,
ou les corpufcules dont l'athmofphere
fe trouve chargé, s'éloignent de la
nature homogene qui peut fubfifter
entr'elles ( 8 , 65 ), plus eft labo-
rieufe leur digeftion aérienne ; fi, plus
ces mêmes particules, foit humides ou
autres, s'approchent en nature, ou
font

font analogues & homogenes, avec
celles que de nouvelles exhalaifons
doivent apporter (71), plus eft
difficile & même impoffible leur
digeftion aérienne, qui en fufpend
en conféquence fon effet, parce que,
forcée par-là de garder toujours leur
même équilibre, elle forme un obftacle invincible aux nouvelles évapo-
rations des particules de même genre;
il femble s'enfuivre de ces deux affertions, qu'il n'eft prefque pas pof-
fible de trouver le point de l'athmofphere propice à la vitalité, état qui
eft cependant auffi néceffaire qu'il
eft commun : pour refoudre notre
problème, il faut déterminer les
peines qu'apportent, dans une digeftion, l'hétérogénéité des fubftances
& leur homogénéité. Les mêmes
conditions, qui accompagnent la
digeftion animale, font inféparables
par comparaifon de la digeftion
aérienne : dans l'un & l'autre cas,
les fubftances homogenes nuifent par
leur excès, & les hétérogenes par
leurs qualités incompatibles entr'elles.

G

L'homme ne sauroit vivre long-temps
& en bonne santé, s'il étoit obligé
contre sa coutume d'assujettir sa nourriture, quoique frugale, à un même
genre d'alimens, la variété en est
nécessaire autant que les forces diges-
tives dépendent d'agens variés ; mais
comme la nature ne porte jamais
cette variété si loin que le fait l'homme des substances dont il ambitionne
de se nourrir, l'hétérogénéité est,
plus souvent qu'on ne voudroit, un
surchargeant fardeau pour les agens
digestifs. Ainsi une substance homo-
gêne, soumise à la digestion, ne met
en jeu qu'un genre d'agens digestifs,
& en laisse dans l'inaction, le plus
grand nombre, dont la dépendance
réciproque constitue l'état le plus
naturel du corps humain ; ainsi une
substance trop hétérogene épuisera
d'autant cette réciprocité de rapports
d'agens trop répétée dans un temps
donné : donc l'homogénéité ne répondra qu'imparfaitement aux agens
digestifs, ou, pour mieux dire, ne
répondra qu'à un genre d'agens di-

geſtifs ; donc l'hétérogénéité ſurpaſ-
ſant les forces de la nature ajoutera
toujours à l'indigeſtion, toutes choſes
d'ailleurs égales ; donc la digeſtion
de l'air ſur les exhalaiſons, celle de
l'homme ſur les alimens, ſeront d'autant plus parfaites, que les parties
homogenes deſtinées à cette fonction ;
après avoir épuiſé les agens qui leur
répondent, ſeront variées proportionnellement à ceux qui doivent être ſuc-
ceſſivement mis en jeu, & ſelon que
l'hétérogénéité ici favorable ne ſup-
poſera pas des ſubſtances incompatibles entr'elles, ni d'une variation
répétée au deſſus des forces naturelles;
donc les ſubſtances homogenes & les
hétérogenes ne nuiront jamais à la
nature que par l'excès de leur eſſentiel caractere ; donc un athmoſphere
ſera toujours plus ou moins ſalutaire,
plus ou moins nuiſible à la vitalité,
ſelon que les particules dont il ſe
trouvera chargé, ſeront par leur homogénéité plus ou moins obſtacle à
l'arrivée des nouvelles exhalaiſons
de la même eſpece, & ſelon que par

leur hétérogénéité elles fe trouveront plus ou moins au deffus des forces digeftives dans l'air, tout comme dans la digeftion animale. Or il arrive fouvent dans ces cas que l'hétérogénéité favorife l'homogénéité ; & réciproquement : tout comme nous ne voyons que trop fréquemment les forces viciées, produites par l'hétérogénéité, ajouter confidérablement à celles de l'homogénéité ; & réciproquement : ce qui conftitue le plus fort degré d'impureté de l'air, ou celui qui approche le plus de la malignité putréfiante ou décompofante.

73. M. de Sauvages fait confifter la fievre dans l'augmentation des forces vitales au deffus des forces mufculaires. Les unes font donc fi différentes des autres, qu'un homme peut être bien vigoureux quant aux dernieres, & bien foible quant à tout ce qui concerne les premieres : ce cas peut certainement être réciproque dans tous fes rapports, mais non point fans des réfultats bien différens. La vitalité dépend d'une fuite de

mouvemens d'autant plus fufceptibles d'interruption ou de ceffation, que leur fucceffion ofcillatoire fe trouve obligée d'être plus prolongée; auffi les hommes grands & gros, où les ofcillations des folides ont plus de chemin à faire que dans les petits, pour parvenir à l'extrêmité de leurs propagations, font fujets à plus facilement échoir aux caufes humides des impreffions contagieufes. Le fort emploi des forces animales dans ce cas n'eft point compenfé par le jeu libre des forces vitales noyées dans l'humidité putréfiante; auffi les Chirurgiens d'une taille fort haute, & qui paroîtront les plus robuftes, en général, & toutes chofes d'ailleurs égales, réfifteront beaucoup moins à l'impureté de l'air d'un Hôpital que ceux d'une taille médiocre, & où les folides auront pris leur affiette de fermeté & de circulation la plus conftante & la moins fufceptible d'interruption. L'ufage que la volonté humaine fait faire des forces animales eft toujours fubordonné, & bien plus

elles s'exécutent ordinairement sans
aucun égard à la valeur actuelle des
forces vitales, qui cependant de loin
les conftituent effentiellement & les
modifient : les forces mufculaires font
donc telles, que les fonctions naturelles de nutrition & d'accroiffement les
ont femées & établies : la force de ces
mouvemens volontaires n'eft point fufceptible ici d'une diminution prompte
& faite tout à coup pour fe trouver
proportionnée au jeu foible & diminué
des forces vitales, leur principe éloigné;
elle eft par conféquent un furchar-
geant fardeau dans tous les cas d'affoibliffement de celles-ci, & plus encore dans les cas de leur détérioration, ce qui aggrave les maladies
dans les perfonnes en apparence les
plus robuftes : voilà pourquoi une
longue expérience ne peut que confirmer nos affertions, qu'un homme
grand, qu'un homme qui jouit de
l'embonpoint le plus floriffant, eft toujours le premier expofé à reffentir
plutôt que les autres les funeftes
effets de l'impureté de l'air d'un
Hôpital.

74. Par la même raifon que cette
laxité (40) rend les parties plus fufceptibles de mortification : en rendant
le cas particulier entiérement applicable à *l'idiofyncrafie* d'un homme.
généralement prife, puifque rien ne
s'oppofe aux effets qu'amene cette conféquence, nous trouverons que, plus
les tempéramens font fenfibles, plus
ils auront de difpofition à abforber
les effets de l'impreffion contagieufe ;
voilà pourquoi en général les Chirurgiens d'Hôpitaux les plus fanguins,
les plus fenfibles, refifteront moins
que les autres, les bruns que les
blonds.

75. Deux raifons oppofées femblent
former ici une objection irréfoluble
à notre théorie : Si, plus un homme
eft malade en entrant dans un Hôpital, plus il eft difpofé à recevoir
augmentation de fon mal (69);
fi plus un homme a d'embonpoint
(73) & par conféquent fe porte bien,
plus il eft difpofé à échoir à l'infection
contagieufe : quel eft donc celui qui
eft le plus capable de réfifter à l'air

d'un Hôpital ? les rapports de ces deux raisons bien compensés laissent un milieu rarement existant, mais inébranlable, & un nombre assez grand d'intervalles de ce milieu aux deux extrêmes qui nous fournissent des sujets assez robustes & capables de servir les pauvres : Or, les pas de la nature ont un cours, au-dessus & au-dessous duquel la vitalité est d'autant plus ébranlée, qu'elle s'en éloigne ; c'est pourquoi le cours de cette même nature, dans l'un & dans l'autre cas de ces deux raisons extrêmes, est beaucoup plus rapide que dans le cas du milieu qui est toujours le plus constant & le moins variable sous la marche de la nature la plus tranquille, comme il arrive dans le tempérament d'un homme que les agens vitaux les plus moderés ont aguerri à toute impression capable d'ébranler les solides de son individu. Donc un homme qui, en entrant dans un Hôpital, se trouvera affecté d'une maladie naturalisée depuis long - temps, sera agueri aux impressions morbifiques ; dans un

fens , il ne fera ni bien malade , ni
bien portant , & il fe trouvera par-là
moins en état d'être ébranlé par l'impureté de l'air qu'un autre qui joui-
ra d'un embonpoint d'autant plus
floriffant, qu'il fera plus nouveau ,
& acquis depuis peu, ou qui cache-
ra fous fon apparence la conftitu-
tion naturelle la plus foible & la
plus fragile , ou que la nature chez
lui marchera d'un pas plus ou
moins rapide à la vie ou à la
mort.

75. Le degré d'humidité qui conftitue la vie, doit être feulement fuf-
fifant à foutenir les efforts de chaleur
propre à perpétuer l'organifation animale ; il aide & favorife une cuite
des parties, il les épaifit , il les
folidifie : le degré d'humidité contraire au naturel eft, par fon excès
& fa difpofition ( 66 not. ), effentiellement capable d'une diffolution
des parties , plutôt que d'aucune
organifation ........ Le fcorbut eft
l'effet d'un air très-humide concentré
par l'humidité même au dépourvu

desexhalaisons terrestres interceptées &
interceptantes : les étendues de terre sa-
blonneuse, leur défaut de partage ou
d'interception par les étendues d'eau,
s'opposent plutôt qu'elles ne favorisent
le degré d'humidité putréfiante ;
voilà pourquoi, dans certaines Isles,
malgré la concentration des exhalaisons terrestres par les aqueuses, les
effets maladifs en sont variés & modifiés suivant une proportionnée compensation d'actions correspondantes
dans leurs premiers agens, qui éloignent la putréfaction, & ne consti-
tuent pas moins dans les hommes
qui les habitent la dissolution sanguine, caractere essentiel du scorbut
dans certains endroits, & quelques
affections équivalentes dans d'autres.

La dissolution sanguine scorbutique,
l'épaississement sanguin vénérien dans
un contraste d'actions détériorantes,
donnent lieu à des affections contre-
nature presque irréparables dans le
corps humain, lorsque ces deux
vices se rencontrent ensemble, &
tout à la fois. Un Chirurgien d'A-

mérique vient de m'affurer que l'on voit trés-fréquemment dans ce pays, & dans prefque dans toutes les Ifles, des ulceres que l'on ne peut conduire à guérifon en aucune maniere, malgré qu'ils ne préfentent rien d'incurable en apparence. Le défaut d'humidité dans ces climats fait obftacle en général à la diffolution putride qui mettroit fin aux caufes vitales & morbifiques, comme il arrive dans les cas où ces deux vices oppofés des humeurs, ne contre-balançant pas leurs effets & ne faifant pas languir leurs agens de détérioration en même temps & réciproquement oppofés, lâchent la bride au cours des pas réglés ou non réglés de la nature.

76. On appelle pays marécageux celui qui, par des plans de terre & d'eau en affez grand nombre, interceptés les uns par les autres, fournit un athmofphere également humide, & contraire à la nature du principe vital ( 66, not. 71 ); auffi nous en voyons peu qui ne foient ou inhabi-

tables, ou y régner chez les Habitans une endémie très-remarquable: si la pourriture n'y a point lieu à cause du petit nombre des Habitans, nous ne voyons pas moins l'humidité aérienne dominante y produire constamment ou des fièvres, ou des flux d'humeurs intarissables par des ulceres habituels * ou d'autres affections endémiques, inséparables des régions marécageuses selon leur nature.

77. Or, si plus il y a dans un pays des étendues d'eaux & des étendues de terre différentes & interceptées (76), plus l'air y approche de la nature marécageuse, & plus par conséquent il y est mal sain. Par une suite nécessaire, plus

---

* Rien ne m'a tant frappé dans l'Hôtel-Dieu de cette Ville, que cette quantité d'ulceres habitue's, vulgairement dits *loups* aux jambes, dont sont incurablement attaqués presque tous les malades un peu âgés qui nous arrivent assez fréquemment de Bresse, pays le plus marécageux de tous les environs de Lyon.

il y aura de rivieres dans ou aux environs d'une Ville, plus l'air y fera
humide, moins il y fera falutaire à
une bonne fanté, ( à part toutes les
inductions qu'on peut tirer de la
courfe de l'eau lente, rapide ou crou-
piffante ) : Or, fi plus l'air eft humide, plus il eft putréfiant & décom-
pofant, en fuppofant toujours le
refte égal : plus un Hôpital fe trouvera placé aux environs de plufieurs
rivieres, plus les malades bleffés y
feront expofés à contracter facilement
des gangrenes humides, ou d'autres
affections contre-nature équivalentes,
fuivant les rapports infinis dans les
agens variés de décompofition.

78. Les conféquences pratiques que
l'on peut tirer de la théorie que nous
venons d'établir fe réduifent à remplir
l'objet que nous préfentent les indications radicales & les indications
préfervatives : 1°. On porte un remede certain à la racine du mal,
en le combattant par le côté contraire aux caufes dominantes de la
décompofition. Suivant que la chaleur,

l'humidité , l'air , la ceſſation du mouvement commun ou de tolatité, ſont les ſupérieurs agens de la diſſolution des parties ; on doit s'oppoſer à leurs effets de décompoſition par d'autres agens plus forts & en raiſons réciproquement oppoſées aux premiers : en conſéquence tous les moyens qui mettront en action des ſubſtances qui, au milieu de ces cauſes des mouvemens ſpontanés inévitablement exiſtentes, pourront par elles contracter un certain degré d'épaiſſiſſement & de denſité, & le communiquer même aux parties , malgré leur défaut de cohéſion , ſeront les ſeules capables de former quelques entraves aux effets conſécutifs des cauſes putréfiantes & décompoſantes ; donc les *gommeux aromatiques* , *les farineux* , *les acides* , retarderont ces cauſes , & les anéantiront même ; donc ils ſeront les anti-putrides généraux & les plus efficaces. 2°. On prévient les maladies de putréfaction, en retardant ou en empêchant même l'effet des cauſes qui les produiſent ;

en ôtant aux causes éloignées leur
combinaison à constituer les causes
prochaines, en détruisant ou faisant
exactement obstacle à la vraie humidité décomposante ; ce que nous
obtient efficacement le sable qui sert,
pour ainsi dire, de philtre aux exhalaisons & empêche la concentration
des unes par les autres, en arrêtant
ou diminuant l'évaporation des -ter-
restres, & en absorbant des aqueuses
ce qui peut rendre leur transmigration d'une difficile digestion aérienne.
Les mêmes moyens qui détruisent
radicalement le mal, pourront prévenir ou s'opposer à son apparition
par la prudence & la sagacité de
ceux qui en sauront faire usage dans
les Hôpitaux ou ailleurs.

## COROLLAIRE I.

Donc l'impureté de l'air, dans les
Hôpitaux, est une suite de l'impureté
des corps humains qu'ils renferment,
modifiée cependant par l'état varié

de l'athmofphere, dans des raifons réciproques.

## COROLLAIRE II.

Donc, la plus ou moins grande impureté de l'air eft inféparable des maifons hofpitalieres quelconques.

## COROLLAIRE III.

Donc, plus il y aura de gangrenes humides ou de pourritures, ou feulement de difpofitions aux pourritures dans une falle d'Hôpital, plus, à proportion du dégré de ces accidens l'air y deviendra impur; & réciproquement.

*Conféquence théorique* : il eft clair, fuivant l'enchaînement des vérités qui réfultent de ces trois corollaires, que tout concourt ici à établir que la connoiffance des caufes des maladies, qui eft l'objet le plus effentiel à faifir dans la Médecine, tient conftamment à celle de tous leurs effets connus & poffibles : il eft clair que la dépendance

dance réciproque d'état, dans l'exis-
tence de tous les êtres créés , ne
permet pas à un Physicien de bien
connoître un corps sans l'autre , &
conséquemment à un Médecin ou à
un Chirurgien d'exceller dans une
partie de l'art, s'il est decidé & porté
à l'embrasser exclusivement aux autres:
il est également évident qu'on ne
sauroit connoître parfaitement le corps
humain & ses propriétés dans l'exercice de ses fonctions , sans prendre &
avoir en même temps des exactes
connoissances de son athmosphere
commun ou particulier , ainsi que
de la dépendance mutuelle & de la
correspondance réciproque qui existe
entre l'air & l'être animé qui occupe
tant d'esprits philosophes.

## *CONCLUSION.*

On peut donc conclure que la
décomposition des corps est une
détérioration conséquente des premiers
mouvemens de leur composition , suivant que la chaleur , l'humidité , l'air,

H

cauſes communes à la vie & à la mort, par les variées modifications de leurs agens, & leurs multipliées combinaiſons avec d'autres, tendent à conſtituer ou à s'oppoſer directement au mouvement commun ou de totalité qui fait l'exiſtence vitale d'un corps où tous ces agens ſe trouvent plus ou moins en jeu. Il eſt même aiſé de ſentir par tout ce que nous avons dit que les marches de la nature ſont invariables & conſtantes par-tout, & qu'un Chirurgien qui s'attacheroit à ſaiſir préciſement la réunion des connoiſſances, des cauſes, des effets, de leur ordre, durée, violence, réciprocité & intenſité, parviendroit parfaitement par les regles établies, & plus encore par celles à établir, à développer non-ſeulement le vrai caractere eſſentiel & naturel de ces maladies endémiques, mais encore la détermination préciſe de leur temps épidémique, & même de prognoſtiquer, juſte, l'iſſue heureuſe ou malheureuſe, le cours plus ou moins uniforme, plus ou moins durable, que subira un ulcere une fois empreint des principes putréfians ou d'un commencement de gangrene humide; c'est ce que l'on n'a qu'imparfaitement démontré.

## FIN.

# FAUTES A CORRIGER.

*P*Age 8, *ligne* 13, diminue plutôt qu'il n'augmente : *lisez* y diminue plutôt qu'il n'y augmente.

*Pag.* 9, *lign.* 13, une jeune personne : *lisez* une autre personne.

*Pag.* 10, *lign.* 22, *en note :* communication a & doit : *lisez* communication d'air doit avoir.

*Pag.* 13, *lign.* 23, établit évidemment la vigueur : *lisez* établiroit, comme nous voyons chez un homme qui se porte bien, la vigueur.

*Pag.* 20, *lign.* 23, *en note*, est inséparable : *lisez* est presque inséparable.

*Page* 30, *ligne derniere*, effacez la virgule.

*Pag.* 77, *lign.* 8, Sharph : *lisez* Sharp.

*Pag.* 79, *lign.* 10, effacez la virgule.

*Pag.* 107, *lign.* 10, qui mettroit fin aux causes : *lisez* qui offriroit une liberté d'action aux causes.